全国卫生职业教育实验实训规划教材

（供口腔医学、口腔医学技术、口腔护理等专业使用）

口腔解剖生理学

（第2版）

主编 董 刚 库莉博

手机扫描注册
观看操作视频
一书一码

北京科学技术出版社

图书在版编目(CIP)数据

口腔解剖生理学／董刚,库莉博主编. — 2版. —北京：北京科学技术出版社，2020.7

全国卫生职业教育实验实训规划教材

ISBN 978-7-5714-0950-0

Ⅰ.①口… Ⅱ.①董…②库… Ⅲ.①口腔科学-人体解剖学-人体生理学-高等职业教育-教材 Ⅳ.①R322.4

中国版本图书馆 CIP 数据核字（2020）第 082846 号

口腔解剖生理学（第2版）

| 主　　编：董　刚　库莉博
| 策划编辑：张露遥　曾小珍
| 责任编辑：仲小春　周　册
| 责任校对：贾　荣
| 责任印制：李　茗
| 封面设计：天露霖文化
| 出 版 人：曾庆宇
| 出版发行：北京科学技术出版社
| 社　　址：北京西直门南大街 16 号
| 邮政编码：100035
| 电话传真：0086-10-66135495（总编室）
| 　　　　　0086-10-66113227（发行部）　0086-10-66161952（发行部传真）
| 电子信箱：bjkj@bjkjpress.com
| 网　　址：www.bkydw.cn
| 经　　销：新华书店
| 印　　刷：河北鑫兆源印刷有限公司
| 开　　本：710mm×1000mm　1/16
| 字　　数：142 千字
| 印　　张：7.75
| 版　　次：2020 年 7 月第 2 版
| 印　　次：2020 年 7 月第 1 次印刷
| ISBN 978-7-5714-0950-0

定　　价：68.00 元

京科版图书，版权所有，侵权必究。
京科版图书，印装差错，负责退换。

教材评审委员会

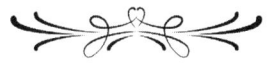

顾　问

　　王　兴（中华口腔医学会名誉会长，中国医师协会副会长，北京大学口腔医学院教授）

　　刘洪臣（中华口腔医学会副会长，北京口腔医学会监事长，解放军总医院口腔医学中心主任、口腔医学研究所所长）

　　刘静明（中华口腔医学会理事，北京口腔医学会副会长，首都医科大学附属北京口腔医院副院长，首都医科大学口腔学系副主任，首都医科大学口腔联合教研室主任）

　　牛光良（中国牙病防治基金会培训部主任，北京口腔医学会副会长，北京中医药大学附属中西医结合医院副院长）

　　宿玉成（中华口腔医学会口腔种植专业委员会主任委员，中国医学科学院北京协和医院口腔种植中心主任）

　　赵继志（中华口腔医学会口腔激光医学专业委员会副主任委员、全科口腔医学专业委员会常务委员，中国医学科学院北京协和医院口腔科主任）

　　王　昊（中华口腔医学会全科口腔医学专业委员会委员，北京口腔医学会口腔颌面影像专业委员会主任委员，首都医科大学附属北京天坛医院口腔科主任）

主任委员

　　张彦文（天津医学高等专科学校）

副主任委员（以姓氏笔画为序）

　　马　莉（唐山职业技术学院）

　　王　庆（天津医学高等专科学校）

　　王建国（漯河医学高等专科学校）

　　毛　静（枣庄科技职业学院）

　　吕瑞芳（承德护理职业学院）

　　刘小兵（石家庄医学高等专科学校）

　　孙华祥（聊城职业技术学院）

李占华（邢台医学高等专科学校）
李相中（安阳职业技术学院）
辛金红（深圳市坪山区康泰健职业培训学校）
张紫阳（新乡医学院三全学院）
郎庆玲（黑龙江省林业卫生学校）
屈玉明（山西卫生健康职业学院）
胡景团（河南护理职业学院）
袁甬萍（宁波卫生职业技术学院）
耿　磊（齐鲁医药学院）
郭兴华（潍坊护理职业学院）
郭积燕（北京卫生职业学院）
戴艳梅（天津市口腔医院）

视频审定专家（以姓氏笔画为序）
王　琳（北京大学口腔医院）
王　霄（北京大学第三医院）
王伟健（北京大学口腔医院）
牛光良（北京中医药大学附属中西医结合医院）
冯小东（首都医科大学附属北京同仁医院）
冯向辉（北京大学口腔医院）
冯培明（北京中医药大学附属中西医结合医院）
成鹏飞（中国中医科学院眼科医院）
刘　刚（北京中医药大学附属中西医结合医院）
刘建彰（北京大学口腔医院）
刘静明（首都医科大学附属北京口腔医院）
李靖桓（首都医科大学附属北京口腔医院）
杨海鸥（首都医科大学附属北京同仁医院）
张　楠（首都医科大学附属北京口腔医院）
陈志远（首都医科大学附属北京同仁医院）
郑树国（北京大学口腔医院）
胡菁颖（北京大学口腔医院）
祝　欣（北京大学口腔医院第二门诊部）
姚　娜（北京大学口腔医院第二门诊部）
熊伯刚（北京中医药大学附属中西医结合医院）

编者名单

主　编　董　刚　库莉博
副主编　袁甬萍　王新萍　杨美静
编　者（以姓氏笔画为序）
　　　　　　王新萍（安阳职业技术学院）
　　　　　　付　赟（漯河医学高等专科学校）
　　　　　　杨美静（潍坊护理职业学院）
　　　　　　库莉博（唐山职业技术学院）
　　　　　　赵　鑫（漯河医学高等专科学校）
　　　　　　姜春荣（齐鲁医药学院）
　　　　　　袁甬萍（宁波卫生职业技术学院）
　　　　　　贾桂玲（天津市口腔医院）
　　　　　　高　远（天津市口腔医院）
　　　　　　高　丽（哈尔滨医科大学附属第二医院）
　　　　　　董　刚（齐鲁医药学院）

前言 / PREFACE

口腔解剖生理学是口腔医学、口腔医学技术、口腔护理学等专业的一门重要的基础学科。本实训教材为"全国卫生职业教育实验实训规划教材（供口腔医学、口腔医学技术、口腔护理等专业使用）"系列教材之一，是新兴的数字化实训教材。

实训教学对于完成口腔医学、口腔医学技术、口腔护理学等专业的学习目标，掌握口腔基本技能具有十分重要的作用。学生既要注重基本理论知识的学习，更要加强实训操作能力的训练。本实训教材内容生动、丰富，版面设计新颖。在编写内容上，结合口腔与相关专业培养目标和口腔执业（助理）医师资格考试基本要求，突出口腔专业特色。在传统示教讲解、幻灯演示等教学方法基础上，本教材借助视频、微视频等新媒体手段为学生提供更多的学习渠道，帮助学生在理解理论知识的基础上，更好地掌握基本的操作技能，为学生后续口腔临床课程的学习及今后的临床工作奠定良好的基础。

本教材共包括七大实训项目、13个实训内容。每个实训项目以"任务引领"导入，同时帮助学生回顾相关理论知识，随后进入技术操作环节。操作规程以新颖的流程图形式展现，清晰明了，图文并茂，增强了教材的可读性。教材附有相关链接、考点提示、思考题及答案解析，使学生既能将基础知识与临床应用相结合，又可进一步巩固所学知识。在"牙体形态观察与测量"中增加了离体牙标本、实物测量图片；在"髓腔形态观察"中增加了自制典型离体牙剖面标本、透明牙标本及3D打印模型精美图片，这也是本教材的一大亮点，有利于学生更加直观、立体地观察学习，加深对理论知识的理解和掌握。本教材的突出特色是精选了其中 8 个实训内容，配备完整的视频。每个实训视频内容都经过精心设计，充分利用现代化教学技术，由一个总流程及若干个分视频组成，视频集文字、图片、声音、动画、演示为一体。学生可以从书中轻松扫码看视频，以更直观、更快捷的方式掌握口腔解剖生理学的基本操作技能，这对提高学生实践操作能力将起到非常重要的作用。

  本教材的编写、视频录制及后期修订，是由全国多所口腔医学院校及口腔医疗机构的专家编委，通过辛勤的努力及紧密的配合共同完成的，同时也得到了各参编单位的大力支持及专家同行的指导与帮助，在此致以诚挚的谢意！

  由于编者经验和水平有限，本教材难免有疏漏之处，恳请各位专家、广大师生及同行批评指正。

董 刚 库莉博
2020 年 2 月 28 日

目录 / CONTENTS

实训一　牙体形态观察与测量 /1

实训二　标准三倍大石膏牙雕刻 /11

实训三　标准一倍蜡牙冠雕刻 /43

实训四　髓腔形态观察 /77

实训五　上、下颌骨及颞下颌关节标本与模型观察 /93

实训六　口腔颌面部肌肉、血管、神经标本与模型观察 /99

实训七　口腔颌面部表面解剖标志观察 /107

实训一

牙体形态观察与测量

任务引领

龋病是口腔临床中的常见病和多发病，是在以细菌为主的多种因素作用下，牙体硬组织发生慢性、进行性破坏，最终导致牙体组织不同程度的缺损，甚至牙体缺失的一种疾病。作为未来的口腔科医师，在牙体修复的过程中，掌握牙体相关数据及各部位比例关系，准确区分和把握牙体的形态是非常重要的。

知识要点

一、牙的分类

根据牙的形态和功能不同，可以将牙分为切牙、尖牙、前磨牙和磨牙4类。

1. 切牙 位于口腔前部，中线两侧，上、下、左、右共8颗。牙冠的邻面呈楔形，颈部厚而切缘薄。其主要功能为切割食物，为单根牙，牙冠的形态也较简单。

2. 尖牙 牙冠邻面为楔形，其特点是相当于切牙的切缘处有一突出的牙尖，以利刺穿和撕裂食物。位于口角处的尖牙功能强大，牙冠粗壮，牙根为单根，长且粗大，以适应其功能。

3. 前磨牙 牙冠呈立方形，咬合面有2～3个牙尖。前磨牙有协助尖牙撕裂及协助磨牙捣碎食物的功能，其牙根扁，有分叉，利于牙的稳固。

4. 磨牙 牙冠较大，有一宽大的咬合面，其上有4～5个牙尖，结构比较复杂，作用是磨细食物。一般上颌磨牙为三根牙，下颌磨牙为双根牙，以保证牙的稳固性。

二、牙体表面解剖标志

（一）牙冠表面的突起

1. 牙尖 为位于尖牙的切缘及后牙𬌗面上的近似锥形的显著突起。

2. 结节 为牙冠某部牙釉质过度钙化所形成的小突起。

3. 舌隆突 为切牙及尖牙舌面颈1/3处的半月形釉质突起，也是该牙在舌面的外形高点处。

4. 嵴 为牙冠表面釉质形成的长条状隆起。按照所在部位不同可以分为轴嵴、边缘嵴、牙尖嵴、三角嵴、横嵴、斜嵴、颈嵴。

（二）牙冠表面的凹陷

1. 窝 为位于前牙舌面及后牙𬌗面的不规则凹陷。

2. 沟 为牙冠表面的细长凹陷部分。位于牙冠的轴面及𬌗面，介于牙尖和嵴之间，或窝的底部。主要有发育沟、副沟、裂等。

3. 点隙 为几条发育沟相交或沟的末端所形成的点状小凹陷。

◆ 技术操作

一、学习要点

（1）通过观察离体（模型）牙，熟悉各类牙牙体表面标志，熟练掌握各类牙的解剖特点，能正确认识和区分各类牙。

（2）通过测量掌握牙体各部位间的比例关系。

二、操作规程

（一）简易流程

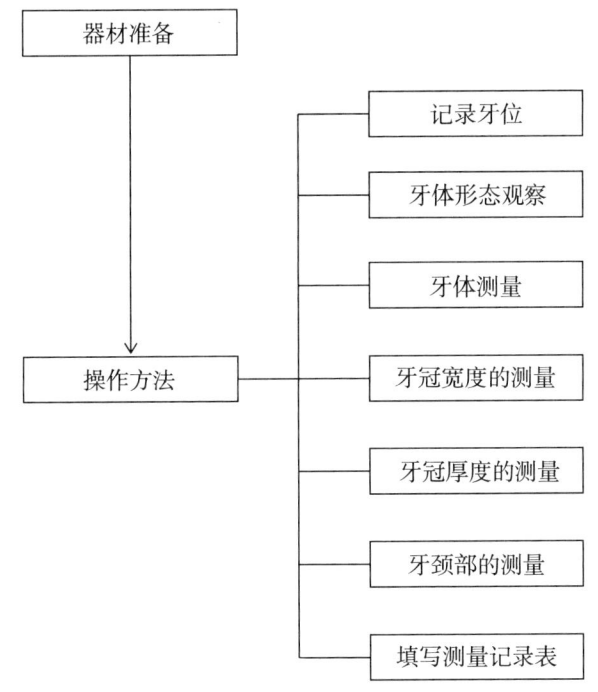

（二）分步流程

器材准备

离体牙（图1-1）、树脂模型牙（图1-2）、游标卡尺、直尺、铅笔、纸张。

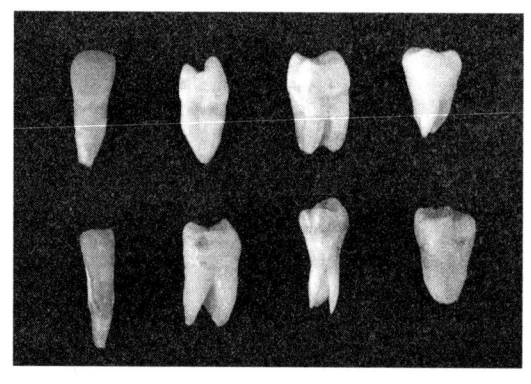

图1-1 离体牙

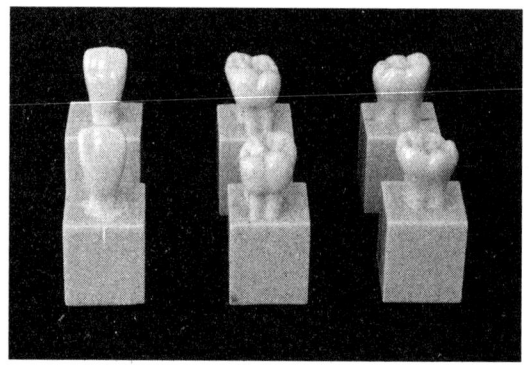

图1-2 树脂模型牙

链 接

游标卡尺的结构

游标卡尺主要由两部分组成,即主尺和游标尺(图1-3)。游标卡尺各部分名称和主要用途如下。①主尺,用于读取游标卡尺刻度线对应的整毫米数;②游标尺,用于读取对准主尺上某一条刻度线的游标尺上的刻度数;③内测量爪,用于测量内径;④外测量爪,用于测量外径;⑤深度尺,用于测量深度;⑥紧固螺母,用于固定游标尺。

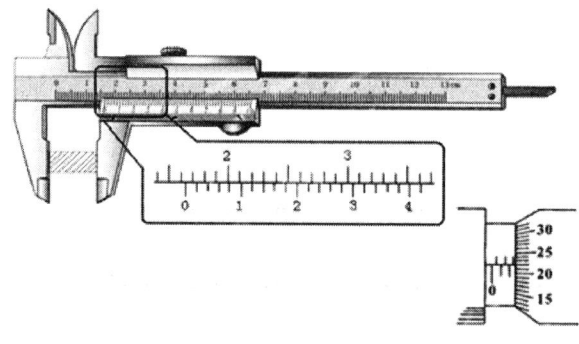

图1-3 游标卡尺的结构

操作方法

记录牙位

将收集的离体牙先进行分类,再判断上下,区分左右,排列好顺序,记录牙位。

牙体形态观察

在每类牙上观察表面标志。

◆ 准确指出切牙类的切缘、唇面发育沟、舌面窝、近远中边缘嵴、舌隆突等解剖特征。

◆ 准确指出尖牙类的牙尖、唇面发育沟、唇轴嵴、舌面窝、近远中边缘嵴、舌轴嵴、舌隆突等解剖特征。

◆ 准确指出前磨牙类的颊尖、舌尖、颊尖三角嵴、舌尖三角嵴、近远中边缘嵴、中央沟、𬌗面窝、横嵴、颊轴嵴、舌轴嵴等解剖特征。

◆ 准确指出磨牙类的近远中颊尖、近远中舌尖、颊尖三角嵴、舌尖三角嵴、近远中边缘嵴、中央沟、中央窝、颊舌沟、斜嵴、颊轴嵴、舌轴嵴等解剖特征。

牙体测量

◆ 牙体全长:即从切缘或牙尖顶到根尖距离(图1-4)。

◆ 冠长:即从切缘或牙尖顶至颈缘最低点之间的距离(图1-5)。

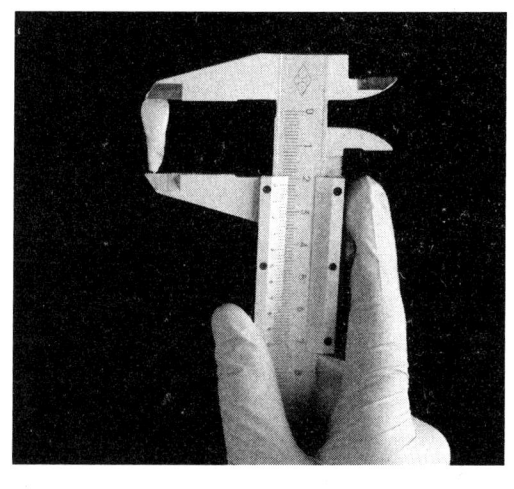

图1-4 牙体全长的测量

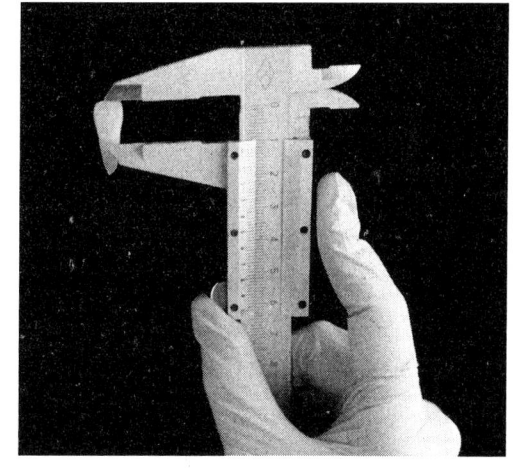

图1-5 冠长的测量

牙冠宽度的测量

牙冠近、远中面上最突出点(接触点)之间的距离,也称为牙冠的近远中径(图1-6)。

牙冠厚度的测量

牙冠唇（颊）面与舌面外形高点间的距离，也称为牙冠的唇（颊）舌径（图1-7）。

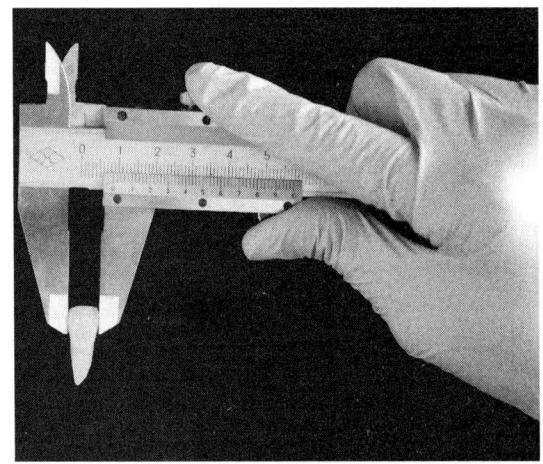

图1-6 牙冠宽度的测量

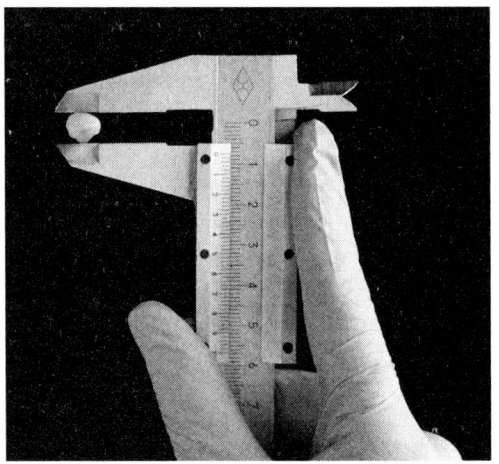

图1-7 牙冠厚度的测量

牙颈部的测量

- 颈宽：牙冠唇面颈缘处与近、远中缘相交点之间的距离（图1-8）。
- 颈厚：牙颈唇面与舌面颈缘上最高点的距离（图1-9）。
- 近、远中面颈曲度：邻面颈缘最低点连线到最高点的垂直距离（图1-10）。

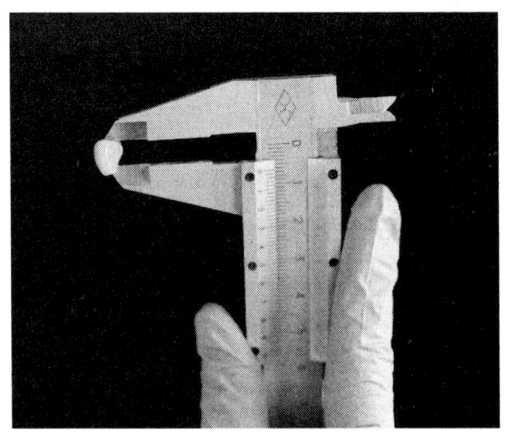

图1-8 颈宽的测量

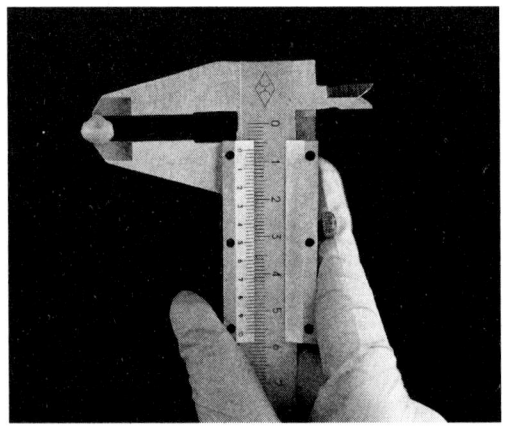

图1-9 颈厚的测量

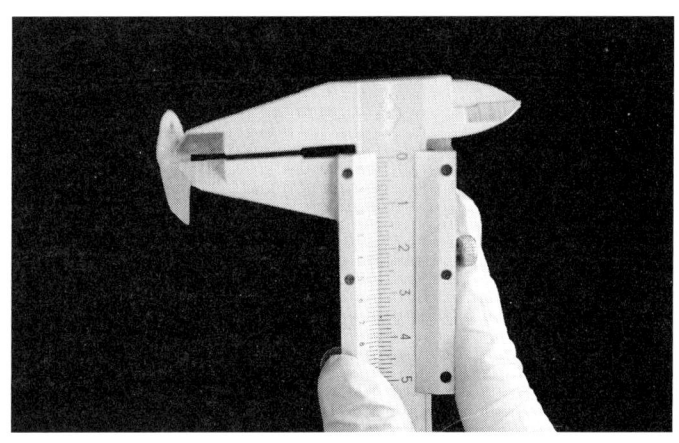

图 1-10 颈曲度的测量

填写测量记录表

测量表示例见表 1-1。

表 1-1 测量表示例　　　　　　　　　　（单位：mm）

名称	全长	冠长	冠宽	冠厚	颈宽	颈厚	近中颈曲度	远中颈曲度
上颌中切牙	23.8	11.7	8.6	7.2	7.0	6.0	3.5	2.5

三、注意事项

（1）正确使用游标卡尺。测量前首先要看清游标卡尺的精度；测量时应使测量爪轻轻夹住被测牙齿，不要夹持过紧，然后用紧固螺母将游标尺固定，最后读数；读数时测量物上被测距离的连线必须平行于主尺，视线与游标卡尺刻度面垂直。

（2）离体牙与标准模型牙不同，存在磨耗等现象，因此，测量出的数值可能会有所改变。

◆ 考点提示

（1）牙位记录方法包括有部位记录法、Palmer 记录系统、通用编号系统、国际牙科联合会系统。要求可以准确识别和记录牙位。

（2）相对牙尖的两条三角嵴相连，且横过𬌗面，称为横嵴。主要见于下颌第一前磨牙的𬌗面；𬌗面上的两条三角嵴斜行相连，称为斜嵴。斜嵴是上颌第一、第二磨牙的解剖特征。

◆ 思 考 题 ◆

1. 关于牙的形态和功能,以下论述哪一个是错误的(　)

   A. 根据牙的形态和功能不同分为切牙、尖牙、前磨牙和磨牙四类

   B. 切牙为单根牙

   C. 尖牙其主要功能为切割食物

   D. 前磨牙牙冠呈立方形,咬合面有 2~3 个牙尖

   E. 磨牙作用是磨细食物

   正确答案:C

   答案解析:基本知识点,尖牙其主要功能为刺穿和撕裂食物。

2. 关于游标卡尺的作用的论述,哪一个是错误的(　)

   A. 主尺用于读取游标卡尺刻度线对应的整毫米数

   B. 游标尺用于读取对准主尺上某一条刻度线的游标尺上的刻度数

   C. 深度尺用于测量深度

   D. 内测量爪用于测量外径

   E. 紧固螺母用于固定游标尺

   正确答案:D

   答案解析:基本知识点,内测量爪用于测量内径。

3. 冠长是指(　)

   A. 从颈缘的最低点至根尖的距离

   B. 从切缘或牙尖顶到根尖距离

   C. 牙冠唇(颊)面与舌面外形高点间的距离

   D. 从切缘或牙尖顶至颈缘最低点之间的距离

   E. 牙颈唇面与舌面颈缘上最高点的距离

   正确答案:D

   答案解析:基本知识点,冠长是从切缘或牙尖顶至颈缘最低点之间的距离。

4. 颈厚是指(　)

   A. 从颈缘的最低点至根尖的距离

   B. 牙颈唇面与舌面颈缘上最高点的距离

   C. 牙冠唇(颊)面与舌面外形高点间的距离

   D. 从切缘或牙尖顶至颈缘最低点之间的距离

   E. 牙颈唇面与舌面颈缘上最高点的距离

正确答案：B

答案解析：基本知识点，颈厚是指牙颈唇面与舌面颈缘上最高点的距离。

5. 近、远中面颈曲度是指（ ）

    A. 邻面颈缘最低点连线到最高点的垂直距离

    B. 牙颈唇面与舌面颈缘上最高点的距离

    C. 从切缘或牙尖顶至颈缘最低点之间的距离

    D. 牙冠唇（颊）面与舌面外形高点间的距离

    E. 牙颈唇面与舌面颈缘上最高点的距离

正确答案：A

答案解析：基本知识点，近、远中面颈曲度是指邻面颈缘最低点连线到最高点的垂直距离。

实训二

标准三倍大石膏牙雕刻

任务引领

牙齿，不仅是咀嚼器官，同时与面部美容有关，特别是前牙。爱美之心人皆有之！随着口腔医学技术的发展，越来越多的患者在牙齿修复时既要求功能恢复，也要求美观大方。种植牙、烤瓷牙、全瓷牙以及瓷贴面等，无论哪种修复技术，都要求口腔医师和口腔技师要熟练掌握牙齿解剖形态。三倍大石膏牙，放大了牙齿上的解剖特征，通过反复雕刻三倍大石膏牙，能增强学生对牙体解剖理论知识的理解和消化，熟练掌握雕刻技术和技巧，为以后学习一倍牙雕刻打下坚实基础。

第一节 标准三倍大右上颌中切牙石膏牙雕刻

知识要点

1. 牙冠各轴面外形高点的确定 以纵横坐标方式来确定。

（1）在三倍大牙体线图上，把近（远）中面上唇侧外形高点的虚线延伸到唇面，形成横坐标。在切缘图上，测量唇面外形高点到中轴的数值，把该数值转移到唇面，形成纵坐标。纵横坐标相交的点即为唇面外形高点。

（2）在三倍大牙体线图上，把近（远）中面上舌侧外形高点的虚线延伸到舌面，形成横坐标。在切缘图上，测量舌面外形高点到中轴的数值，把该数值转移到舌面，形成纵坐标。纵横坐标相交的点即为舌面外形高点。

（3）在三倍大牙体线图上，把唇（舌）面上近中邻接点的虚线延伸到近中面，形成横坐标。在切缘图上，测量近中邻接点到中轴的数值，把该数值转移到近中面，形成纵坐标。纵横坐标相交的点即为近中面外形高点。

（4）在三倍大牙体线图上，把唇（舌）面上远中邻接点的虚线延伸到远中面，形成横坐标。在切缘图上，测量远中邻接点到中轴的数值，把该数值转移到远中面，形成纵坐标。纵横坐标相交的点即为远中面外形高点。

2. 牙冠各牙面轴嵴的确定

参照三倍大牙的浮雕图，观察各部分之间的明暗对比关系。明亮的地方表示此处较为突出，阴暗的地方相对凹陷。描绘各轴面上最突出部分形成的线，即轴嵴，轴嵴大体始于切缘，经过外形高点，再通过牙颈、牙根，到达根尖。

◆ 技术操作

一、学习要点

（1）通过三倍大右上颌中切牙的雕刻，牢固掌握该牙解剖形态，培养平衡感及协调感。

（2）熟悉三倍大上颌中切牙牙体形态描绘及雕刻的方法、步骤，学会正确使用雕刻工具。

二、操作规程

（一）简易流程

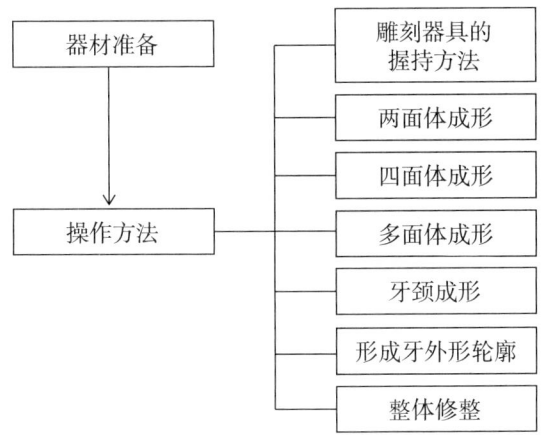

（二）分步流程

器材准备

三倍大牙体线图（图2-1）、浮雕图（图2-2）、石膏切刀（图2-3）、雕刻刀（图2-4）、石膏块（71mm×26mm×22mm）、直尺、铅笔、橡胶垫板。

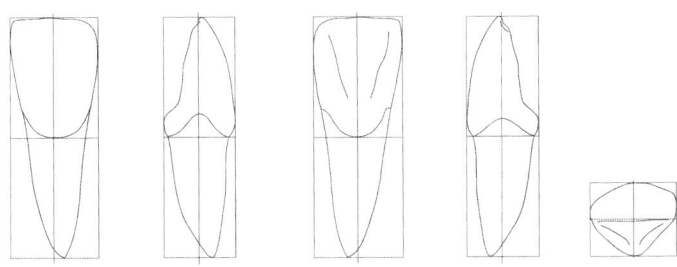

图2-1 线图

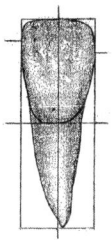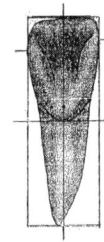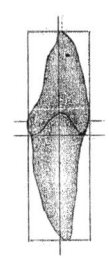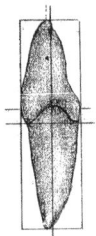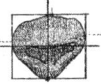

图 2-2　浮雕图

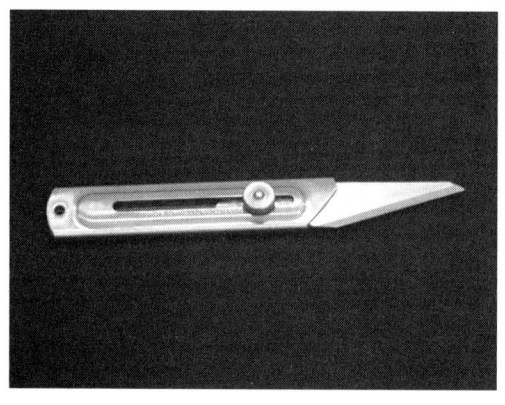

图 2-3　石膏切刀

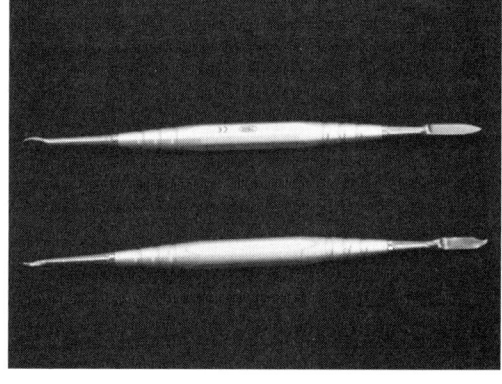

图 2-4　雕刻刀

操作方法

雕刻器具的握持方法

◆ 直握式。最常用，用于精细雕刻。主要以拇指、示指和中指握刀，环指和小指作为支点（图 2-5）。

◆ 横握式。多用于粗雕。以右手握住刀柄，刀口向外刃部对着雕刻物，左手同时握着雕刻物，并用示指顶着雕刻物作为支点。雕刻时用左手拇指按压在右手拇指附近推动刀沿斜面切割（图 2-6）。

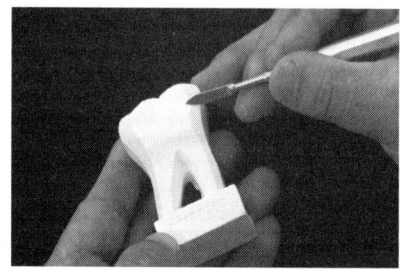

图 2-5　直握式

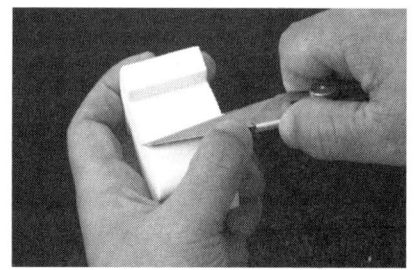

图 2-6　横握式

◆ 按切式。用于大面积切削。以右手握刀柄，右手拇指和中指作为支点，同时左手示指按压刀背切割雕刻物（图2-7）。

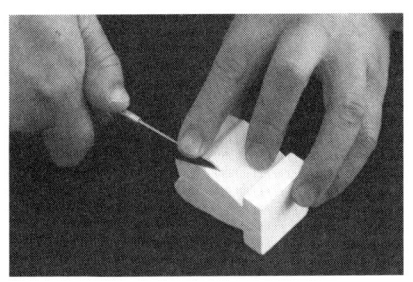

图2-7 按切式

器材准备、雕刻器具的握持方法

两面体成形

◆ 在三倍大右上颌中切牙石膏棒近、远中面，描绘近、远中面形态。确定石膏棒的近、远中面和唇、舌面。分别在线图、浮雕图的各个轴面上，描绘冠根分界线，中轴，唇、舌面外形高点，近、远中面邻接点。把上述标志精确地转移到石膏棒上，并在石膏棒上描绘近、远中面的初步形态（图2-8）。

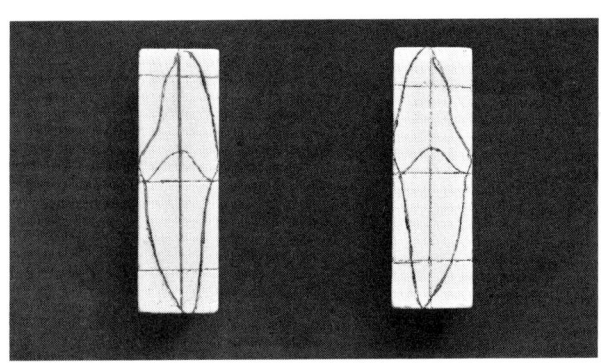

图2-8 近、远中面绘图后

◆ 按照近、远中面形态，切割邻面，形成近、远中面初步形态（两面体）。在精确地画完线后，把石膏棒放入水中浸泡2~3分钟。用石膏切刀切削石膏棒的近、远中面，形成近、远中面的初步形态。最后在切割面根据近、远中面冠根分界线的位置恢复唇、舌面冠根分界线，根据在外形高点上残留的中线恢复唇、舌面上的中线（图2-9）。

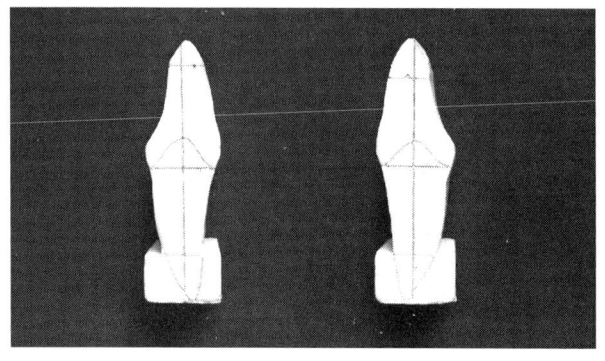

标准三倍大右上颌中切牙雕刻两面体、四面体成形

图2-9 近、远中面切割后

四面体成形

◆ 在切削过的三倍大上颌中切牙石膏棒唇、舌面上描绘唇、舌面形态。参照三倍大牙体线图、浮雕图，在切削过的三倍大上颌中切牙石膏棒的唇、舌面描绘唇、舌面形态（图2-10）。在石膏棒上画的线要尽量细，但要求清晰准确。牙齿轮廓线要平滑，不要反复描绘。同时检查唇、舌面的冠根分界线，中轴，近、远中面邻接点，以及唇、舌面外形高点是否清晰。

◆ 按照唇、舌面的形态切割唇、舌面，形成唇、舌面初步形态（四面体）。用石膏切刀切削唇、舌面描绘线，形成唇、舌面的初步轮廓（图2-11），最终形成四面体。根据在外形高点上残留的中线恢复近、远中面上的中线。

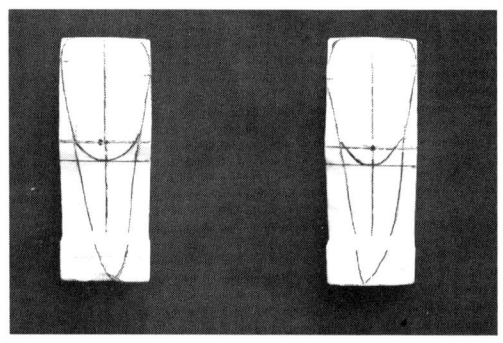
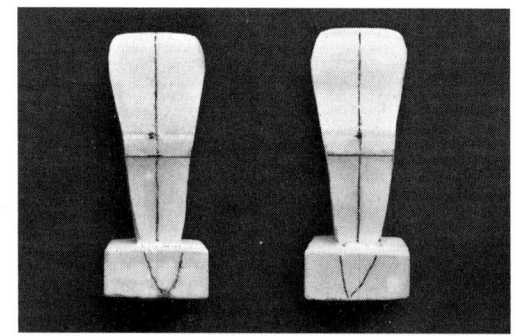

图2-10 唇、舌面绘图后　　　　图2-11 唇、舌面切割后

多面体成形

◆ 描绘第一次1/2等分线。

1）描绘轴嵴：在浮雕图上正确描绘各轴面的轴嵴，把浮雕图上的轴嵴正确转移到石膏棒上（图2-12）。

2）描绘第一次1/2等分线：在轴嵴与外形边缘之间，描绘出第一次1/2等分线（图2-13）。

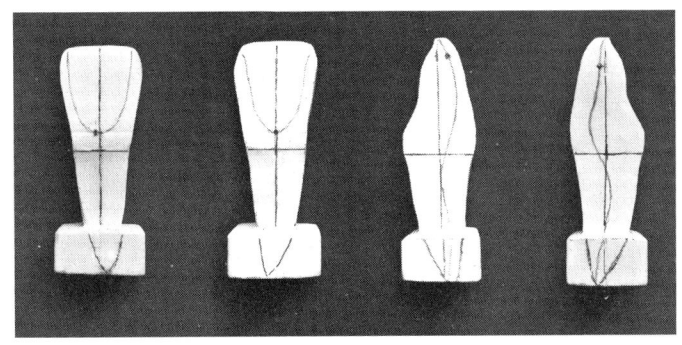

图2-12　各轴面绘出最突出部分后

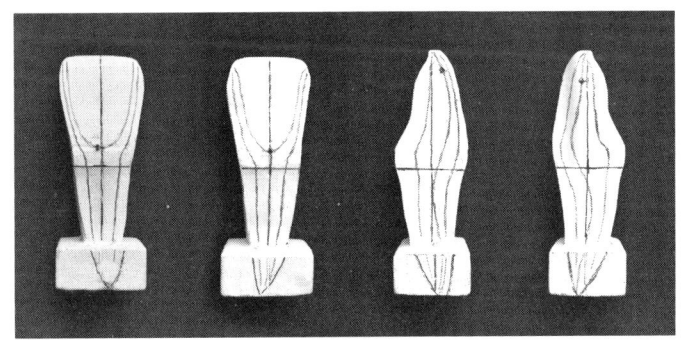

图2-13　各轴面绘出第一次1/2等分线后

◆ 切割第一次1/2等分线。用石膏切刀沿两条第一次1/2等分线，切除之间所夹持的轴面角，使之成斜面，同时补画冠根分界线（图2-14）。

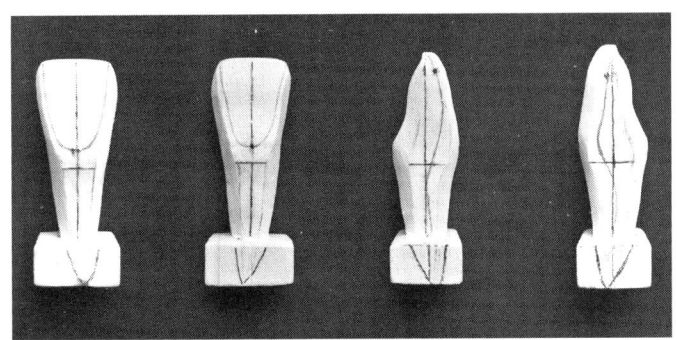

图2-14　4个轴面切削后

◆ 描绘第二次1/2等分线。在切削第一次1/2等分线后的新生斜面上，画1/2等分线。在第一次等分线与轴嵴之间，以及相邻两条等分线之间描绘第二次1/2等分线（图2-15）。

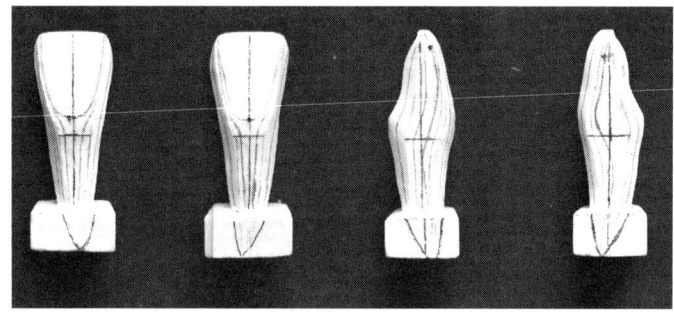

图 2-15　各轴面绘出第二次 1/2 等分线后

◆ 切割形成多面体。用石膏切刀切除相邻的两条等分线之间的多余部分，形成多面体（图 2-16）。

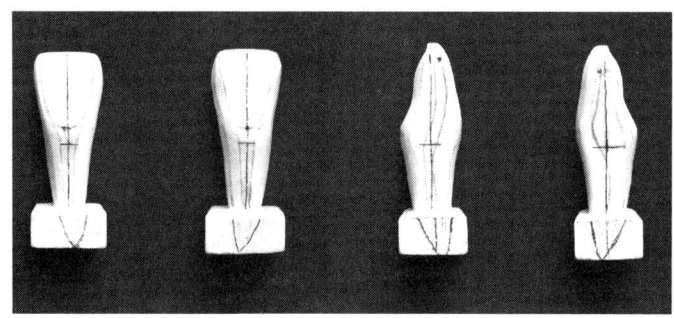

图 2-16　4 个轴面多面体成形后

| 牙颈成形 |

◆ 参照线图描绘牙颈线，用雕刻刀将牙颈线勾勒一周，注意深度要适宜（图 2-17）。

标准三倍大右上颌中切牙雕刻多面体、牙颈成形

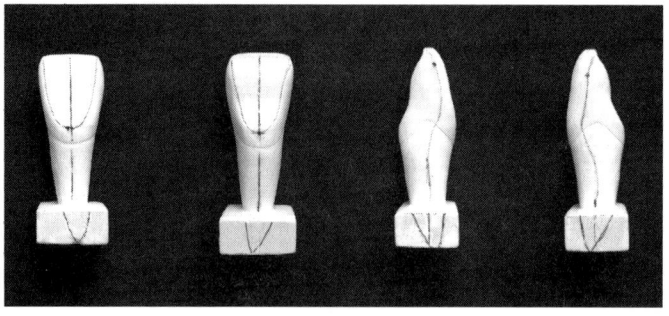

图 2-17　牙颈线的 4 个轴面图

◆ 形成台阶：在牙颈线下方 1mm 处画线，用雕刻刀沿该线从根方向冠方顺着牙颈线方向轻轻切削，形成浅的台阶。

◆ 消除台阶：在牙颈线上方 1mm 处画线，用雕刻刀沿该线从冠方向根方顺着牙颈线方向轻轻切削，消除台阶。

- 形成牙颈线：用雕刻刀轻轻勾勒出清晰的牙颈线。

| 形成牙外形轮廓 |

- 形成牙根。参照浮雕图，用雕刻刀形成牙根。主要是适当缩小牙根，使牙根与牙冠之间更加和谐。
- 四面成形。参照浮雕图，修整各牙冠和牙根外形，使其与图形的轮廓一致，并流畅衔接（图2-18）。参照浮雕图，用雕刻刀形成切端形态（图2-19），使其与各面流畅衔接，并形成由深逐渐变浅的发育沟（图2-20）。

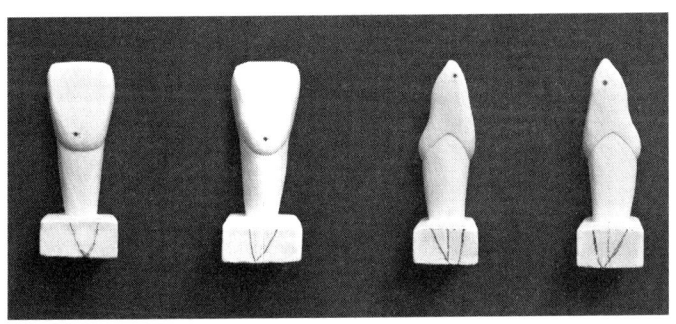

标准三倍大右上颌中切牙
雕刻牙体外形轮廓成形及修整

图2-18　4个轴面成形后

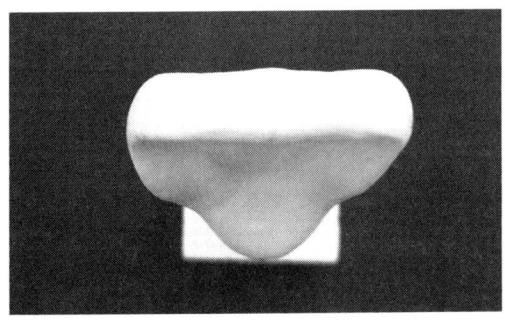

图2-19　切端成形后

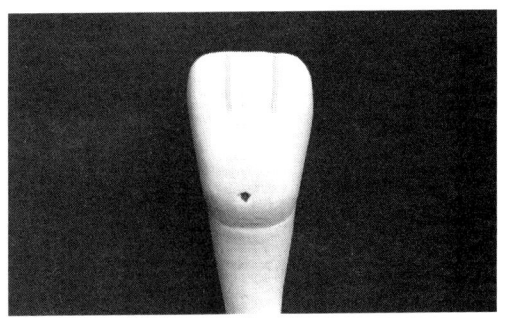

图2-20　发育沟成形后

| 整体修整 |

- 润饰牙体表面：用雕刻刀的刀刃、刀背及勺润饰牙体表面，使各面流畅衔接。
- 勾勒牙颈线：用雕刻刀勾勒出清晰的牙颈线。
- 检查流畅性：参照浮雕图检查各轴面的外形高点、邻接点、凹凸衔接程度（图2-21）。

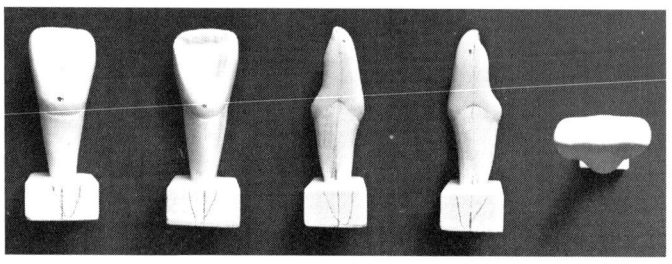

图 2-21 修整完成

三、注意事项

（1）熟悉上颌中切牙的解剖形态，严格按比例进行雕刻。

（2）唇、舌面外形高点，邻接区及牙颈线要准确清晰地标示并保留到牙体雕刻完成。

（3）使用雕刻器械应有稳定的支点，以防雕刻刀滑脱误伤手和石膏牙。

（4）雕刻时应在垫板上操作，以免损坏桌面。养成不用嘴吹粉末的良好习惯，如石膏碎屑过多影响视野，可用牙刷去除。

（5）雕刻过程中应保持桌面及各种工具清洁，雕刻下来的石膏碎屑不宜乱放，应放在指定位置。操作完成后，将桌面及各种雕刻用品擦净，收纳好各种器材。

（6）为便于自我检查，可用透明薄膜复印线图和浮雕图，在其上描绘中轴、冠根分界线、外形高点、邻接点后塑封。

链 接

上颌中切牙的解剖特点如下。

1. 唇面 梯形，牙冠长度大于牙冠宽度，近中缘长直，远中缘短而圆突；切1/3可见两条纵行发育沟；近中切角近似直角，远中切角圆钝；外形高点位于颈1/3。

2. 舌面 似唇面但略小。中央凹为舌窝，四周隆起为切嵴、边缘嵴和舌隆突，外形高点在舌隆突。

3. 邻面 呈三角形，远中面较近中面小而突。近中接触区近切角，远中接触区距切角稍远。

4. 切缘 唇侧近中轴面角锐利，远中轴面角圆钝，切缘呈带有弧形的翅形。切缘观切1/3处唇侧近中边缘处最高，中央次之，远中边缘处最低；中1/3处唇侧中央最高，近中边缘处次之，远中边缘处最低。切缘由近中向远中舌侧斜行，位于牙长轴的唇侧。

5. 牙根 圆锥形单根，唇面宽于舌面，根尖略偏向远中。

◆ 考点提示

　　上颌中切牙近中切角近似直角，远中切角较为圆钝；唇侧近中缘和切缘较直，远中缘略凸；舌侧近中边缘嵴长而窄，远中边缘嵴短而宽；近中面大而平坦，远中面小而圆突；切缘观唇侧近中轴面角锐利，远中轴面角圆钝；上颌中切牙近、远中侧比较相似，应注意区别。

◆ 思 考 题

1. 判断左右上颌中切牙的最重要依据是（　　）

　　A. 牙冠近中缘较直、远中缘略突

　　B. 近中切角近似直角、远中切角圆钝

　　C. 近中面较大而平坦、远中面较小而圆突

　　D. 切嵴由近中唇侧向远中舌侧斜行

　　E. 近中边缘嵴长而锐利

正确答案：B

答案解析：区分左右上颌中切牙最重要的依据是近中切角近似直角，远中切角圆钝，强调左右牙位的鉴别。

2. 上颌中切牙唇面形态错误的说法是（　　）

　　A. 近中切角近直角　　　　　　B. 远中切角为锐角

　　C. 切1/3有两条发育沟　　　　D. 初萌时可见3个切缘结节

　　E. 牙冠长度大于宽度

正确答案：B

答案解析：最基本知识点，强调牙体唇面形态。

3. 有关上颌中切牙近、远中面邻接点正确的是（　　）

　　A. 近中邻接点位于切1/3靠近切角处

　　B. 远中邻接点位于切1/3紧靠切角处

C. 近中邻接点位于切 1/3 距切角稍远处

D. 近远中邻接点均在颈 1/3 与中 1/3 交界处

E. 近中邻接点比远中邻接点更偏向舌侧

正确答案：A

答案解析：近中邻接点位于切 1/3 靠近切角处，远中邻接点位于距切角稍远，近中邻接点比远中邻接点更偏向唇侧，强调上颌中切牙邻面接触区的位置。

4. 雕刻器具的握持方法，以下错误的是(　　)

A. 直握式，主要以拇指、示指和中指握刀，环指和小指作为支点

B. 横握式，雕刻时用左手拇指按压在右手拇指附近推动刀沿斜面切割

C. 按切式，以右手握刀柄，同时左手示指按压刀背切割雕刻物

D. 三种握持方法均需有支点

E. 横握式雕刻时可以适当使用右侧肘关节用力

正确答案：E

答案解析：横握式，以右手握住刀柄，刀口向外刃部对着雕刻物，左手同时握着雕刻物，并用示指顶着雕刻物作为支点。雕刻时用左手拇指按压在右手拇指附近推动刀沿斜面切割。

5. 有关上颌中切牙舌面形态描述错误的是(　　)

A. 从切缘向牙颈部内收大于唇面　　B. 中央凹陷形成舌窝

C. 近中边缘嵴长而窄，远中边缘短而宽　D. 近中边缘嵴圆钝，远中边缘嵴锐利

E. 外形高点在颈 1/3 处舌隆突上

正确答案：D

答案解析：基本知识点，舌面近中边缘嵴锐利，远中边缘嵴圆钝。

第二节　标准三倍大右上颌第一磨牙石膏牙雕刻

◆ 知识要点

上颌第一磨牙的解剖特点如下。

（1）颊面：似梯形，牙合缘大于颈缘。近中缘较平直，远中缘较圆突；近中颊尖略宽于远中颊尖，两尖之间有颊沟；颈缘线大致水平，在根分叉处有根间突起。外形高点位于颊面颈 1/3。

（2）舌面：与颊面相似或略小。近中舌尖宽于远中舌尖，两舌尖之间有远中舌沟，

偏向远中；在近中舌尖舌侧偶有第五牙尖，舌侧牙颈线较平，外形高点在舌面中1/3处。

（3）邻面：似梯形，颊侧缘较直，舌侧缘圆突。近中面宽大平坦，远中面狭小圆突。外形高点在𬌗1/3处，近中面接触区较远中面接触区更靠近颊侧。

（4）𬌗面：呈斜方形，近中颊𬌗点角和远中舌𬌗点角为锐角，其余2个为钝角；4个牙尖，近中舌尖最大，远中舌尖最小；4条三角嵴，其中近中舌尖三角嵴与远中颊尖三角嵴斜形相连形成斜嵴；斜嵴将𬌗面分成较大的近中窝（或中央窝）和较小的远中窝，在中央窝的近中有近中点隙。中央窝最深，窝内有中央点隙，远中窝次之，近中点隙最浅，中央窝在中轴上，远中窝偏向舌侧；𬌗面有3条发育沟，近中沟、颊沟和远中舌沟。

（5）牙根：3根，近中颊根、远中颊根和舌根，其中舌根最大。

◆ 技术操作

一、学习要点

（1）通过三倍大右上颌第一磨牙的雕刻，牢固掌握该牙解剖形态，培养平衡感及协调感。

（2）熟悉三倍大上颌第一磨牙牙体形态描绘及雕刻的方法、步骤，熟练使用雕刻工具。

二、操作规程

（一）简易流程

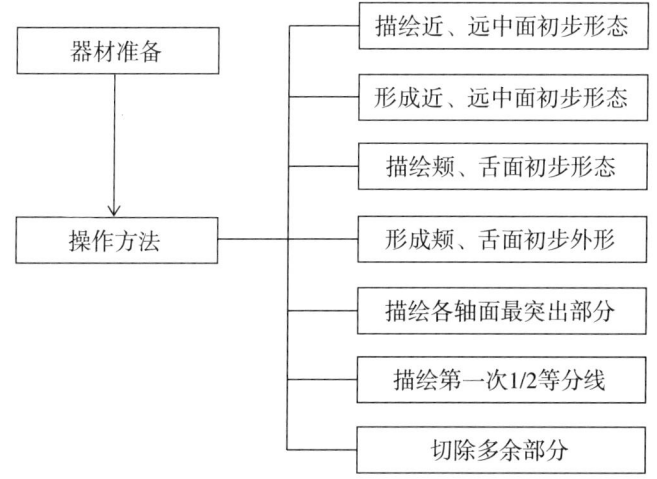

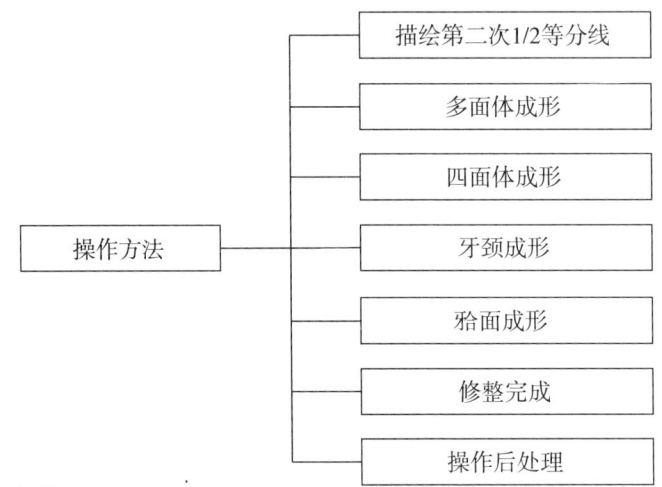

（二）分步流程

器材准备

三倍大牙体线图（图2-22）、浮雕图（图2-23）、石膏切刀、雕刻刀、石膏块（59mm×30mm×34mm）、直尺、铅笔、水杯。

标准三倍大右上颌第一磨牙雕刻轴面的形态描绘及成形

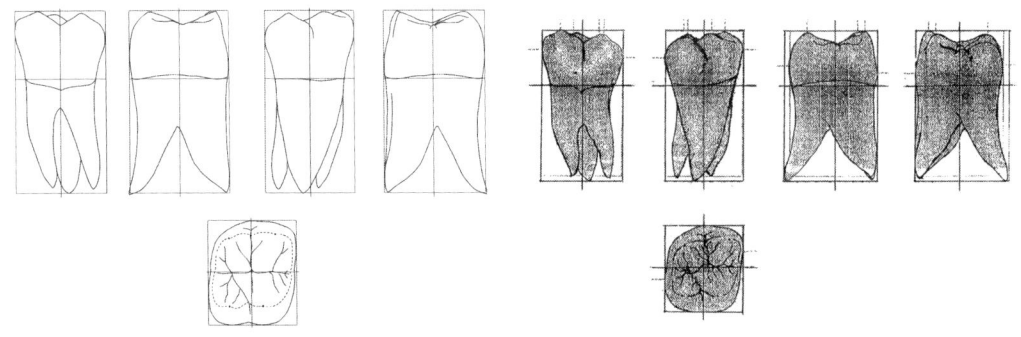

图2-22 线图　　　　　图2-23 浮雕图

操作方法

描绘近、远中面初步形态

参照三倍大牙体线图、浮雕图，在石膏块的近、远中面以及颊、舌面上描绘冠根分界线、中线；标出近、远中面邻接点，颊、舌面外形高点；确定殆面上近中颊尖、远中颊尖、近中舌尖、远中舌尖，各牙尖的位置，并与透明线图对比；描绘出近、远中面外形轮廓（图2-24）。

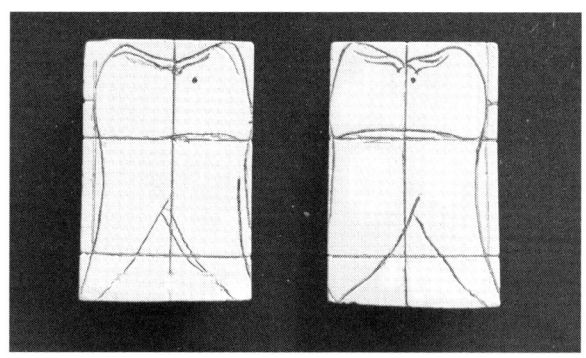

图 2-24 近、远中面绘图后

形成近、远中面初步形态

用石膏切刀切削近、远中面描绘线的外侧部分，形成近、远中面的初步轮廓（图 2-25）。切削时注意先将舌侧牙尖点的位置转移到各轴面，切割后在𬌗面恢复牙尖标志点，形成舌侧牙尖高度。

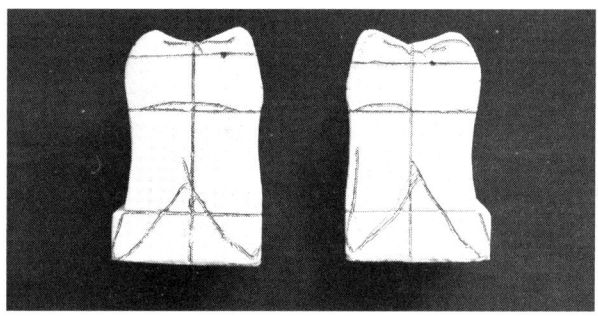

图 2-25 近、远中面切割后

描绘颊、舌面初步形态

参照线图、浮雕图，在石膏块的颊、舌面恢复冠根分界线、中线；转移近、远中面邻接点的位置，描绘颊、舌面外形轮廓（图 2-26）。

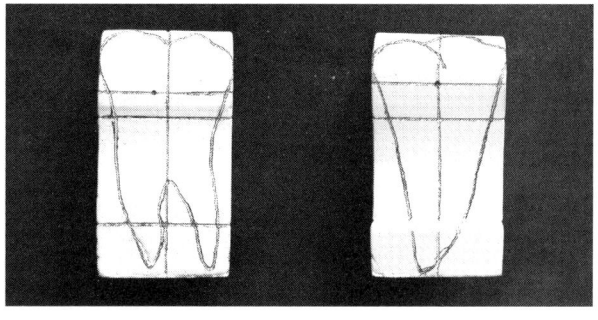

图 2-26 颊、舌面绘图后

形成颊、舌面初步外形

用石膏切刀切削颊、舌面描绘线的外侧部分，形成颊、舌面的初步轮廓（图2-27）。

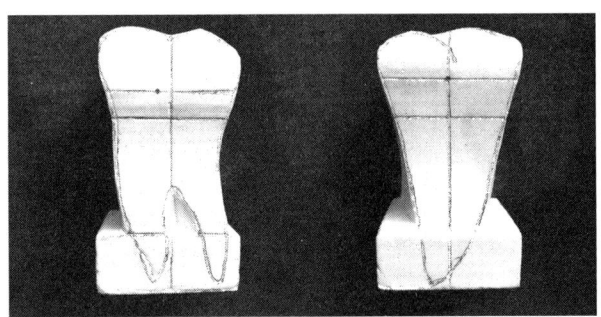

图2-27 颊、舌面切割后

描绘各轴面最突出部分

参照浮雕图，描绘石膏牙各轴面最突出部分。牙冠唇（颊）面与舌面外形高点间的距离，也称为牙冠的唇（颊）舌径（图2-28）。

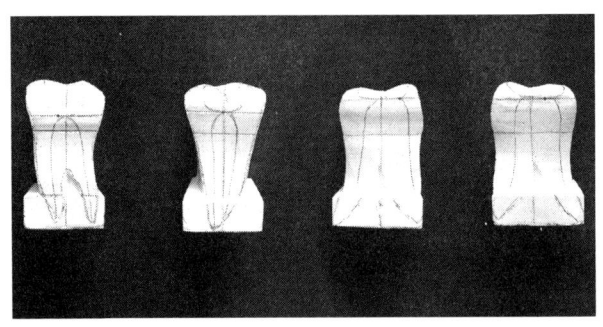

图2-28 绘出各轴面最突出部分后

标准三倍大右上颌第一磨牙
雕刻多面体、牙颈成形

描绘第一次1/2等分线

在各轴面最突出部分与外形边缘间画出第一次1/2等分线（图2-29）。

切除多余部分

用石膏切刀切除各轴面角，即相邻两条等分线之间的多余部分（图2-30）。

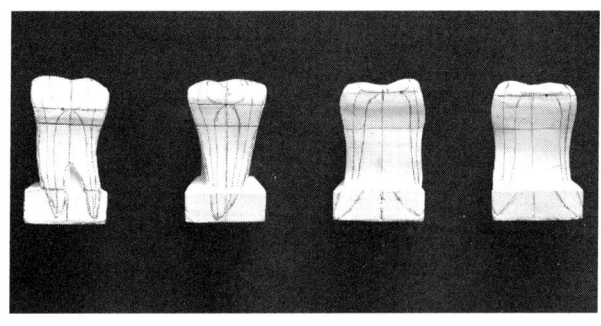

图 2-29　绘出各轴面第一次 1/2 等分线后

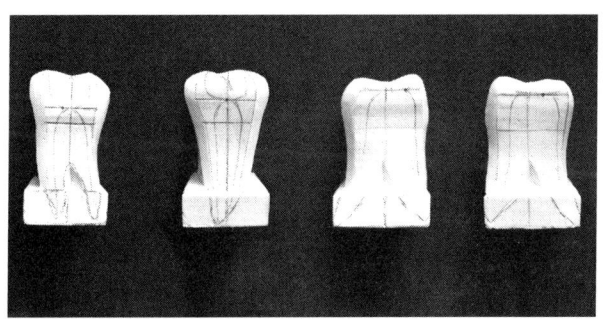

图 2-30　4 个轴面切削后

| 描绘第二次 1/2 等分线 |

在各轴面最突出部分与第一次 1/2 等分线间，以及相邻两条等分线之间描绘第二次 1/2 等分线（图 2-31）。

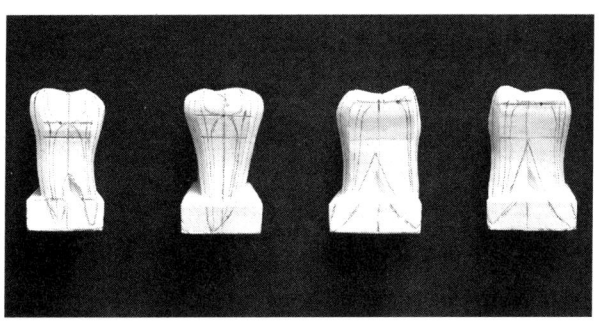

图 2-31　绘出各轴面第二次 1/2 等分线后

| 多面体成形 |

用石膏切刀切除相邻的两条等分线之间的多余部分（图 2-32）。

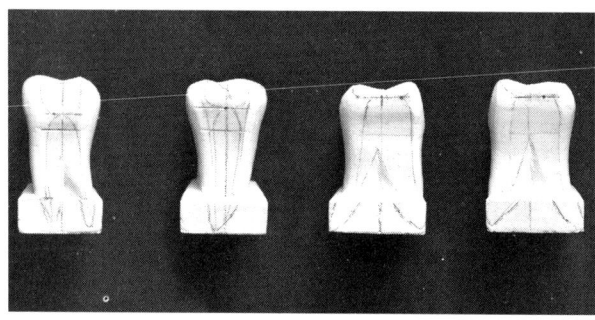

图2-32 多面体成形后

四面体成形

参照浮雕图，修整各轴面外形，使其与图形的轮廓一致，并流畅衔接（图2-33）。

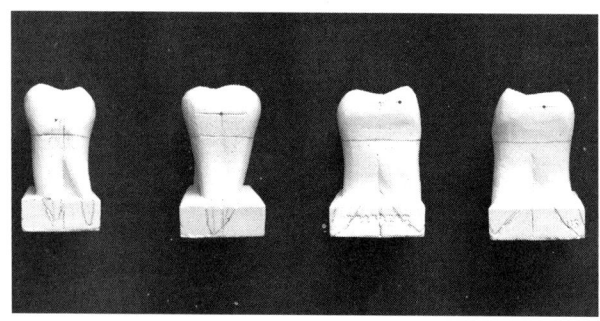

图2-33 4个轴面成形后

牙颈成形

- 参照线图描绘牙颈线，并与透明线图对比。
- 用雕刻刀将牙颈线勾勒一周，注意深度要适宜。
- 形成台阶：在牙颈线下方1mm处画线，用雕刻刀沿该线从根方向冠方，顺着牙颈线方向轻轻切削，形成浅台阶。
- 消除台阶：在牙颈线上方1mm处画线，用雕刻刀沿该线从冠方向根方，顺着牙颈线方向轻轻切削，消除台阶。
- 形成牙颈线：用雕刻刀轻轻勾勒出清晰的牙颈线（图2-34）。

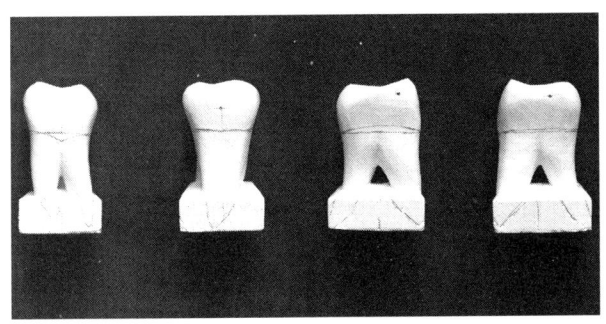

图 2-34　牙颈线的 4 个轴面图

𬌗面成形

- 修整牙尖斜度：参照线图，形成牙尖斜度，并进一步修整成形（图 2-35）。

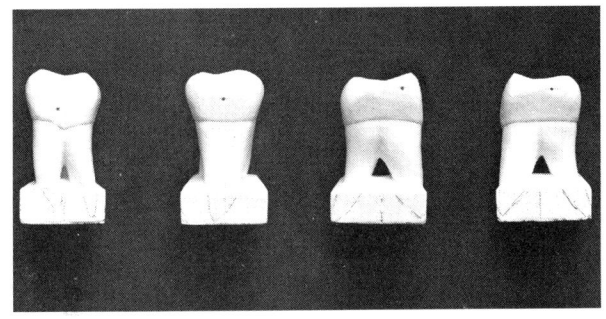

标准三倍大右上颌第一磨牙
雕刻𬌗面成形及修整

图 2-35　修整完牙尖斜度的 4 个轴面

- 确定各个牙尖的大小：参照线图，在石膏牙上画出中央沟、颊沟、远中舌沟，用雕刻刀勾勒出各个牙尖大小（图 2-36）。
- 形成中央窝、远中窝：按照中央窝最深、近中点隙最浅的原则，用雕刻刀形成窝、沟、点隙（图 2-37）。

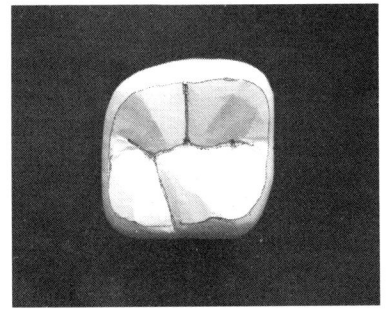

图 2-36　画出中央沟、颊沟、远中舌沟即可

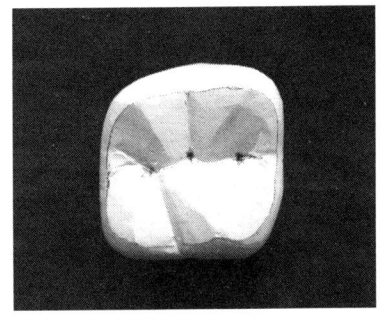

图 2-37　刻好窝、沟、点隙后

- 确定三角嵴的走向与形态：参照线图，描绘出各个三角嵴的走向，用雕刻刀形成三角嵴。
- 雕刻副沟：按发育沟深于副沟的原则，用雕刻刀的刀尖勾勒副沟（图2-38）。

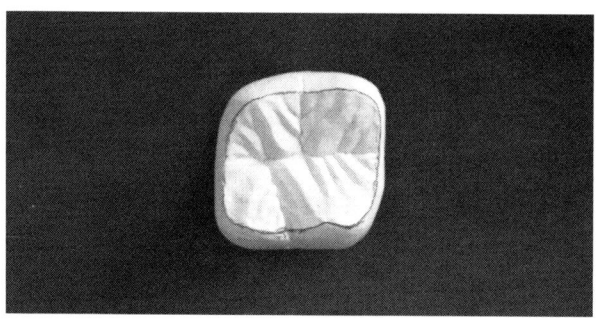

图2-38 刻好副沟后

修整完成

润饰牙体表面：用雕刻刀的刀刃、刀背及勺润饰牙体表面，使各面流畅衔接（图2-39）。

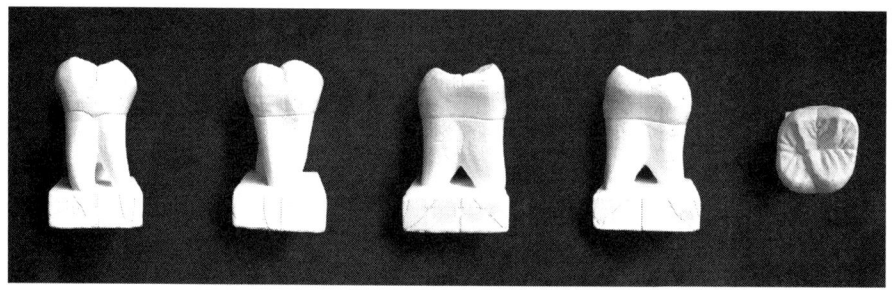

图2-39 修整完成

操作后处理

将桌面及各种雕刻用品擦净，收纳好各种器材。

三、注意事项

（1）熟悉上颌第一磨牙的解剖形态，严格按比例进行雕刻。

（2）颊、舌面外形高点，邻接区及牙颈线要准确清晰地标示并保留到牙体雕刻完成。

（3）使用雕刻器械应有稳定的支点，以防雕刻刀滑脱误伤手和石膏牙。

（4）雕刻时应在垫板上操作，以免损坏桌面。养成不用嘴吹粉末的良好习惯，如石膏碎屑过多影响视野，可用牙刷去除。

（5）雕刻过程中应保持桌面及各种工具清洁，雕刻下来的石膏碎屑不宜乱放，应放在指定位置。

（6）为便于自我检查，可用透明薄膜复印线图和浮雕图，在其上描绘中轴、冠根分界线、外形高点、邻接点后塑封。

考点提示

（1）上颌第一磨牙颊面似梯形，殆缘大于颈缘。近中缘较平直，远中缘较圆突；近中颊尖略宽于远中颊尖，两尖之间有颊沟；颈缘线大致水平，在根分叉处有根间突起。外形高点位于颊面颈1/3。

（2）舌面与颊面相似或略小。近中舌尖宽于远中舌尖，两舌尖之间有远中舌沟，偏向远中；舌侧牙颈线较平。外形高点在舌面中1/3处。

（3）殆面呈斜方形，近中颊殆点角为锐角，近中舌殆点角为钝角；近中舌尖最大，远中舌尖最小；近中舌尖三角嵴与远中颊尖三角嵴斜形相连形成斜嵴；殆面有较大的近中窝（或中央窝）和较小的远中窝；殆面有3条发育沟，近中沟、颊沟和远中舌沟。

（4）牙根为3根，近中颊根、远中颊根和舌根。

思 考 题

1. 上颌第一磨牙颊面外形高点应在（ ）

    A. 颊面的中1/3处　　　　　　　B. 颊面的颈1/3处

    C. 颊面的颈1/3与中1/3交界处　　D. 颊面的中1/2处

    E. 颊面的颈1/2处

正确答案：B

答案解析：牙体解剖最基本的内容，强调颊、舌面外形高点的位置。颊面外形高点位于颈1/3处。

2. 上颌第一磨牙殆面斜嵴是（ ）

    A. 近中舌尖三角嵴与远中颊尖三角嵴在殆面中央斜形相连所构成

    B. 近中颊尖三角嵴与远中颊尖三角嵴在殆面中央斜形相连所构成

    C. 近中舌尖三角嵴与远中舌尖三角嵴在殆面中央斜形相连所构成

    D. 近中颊尖三角嵴与远中舌尖三角嵴在殆面中央斜形相连所构成

    E. 近中舌尖三角嵴与近中颊尖三角嵴在殆面中央斜形相连所构成

正确答案：A

答案解析：牙体解剖最基本的内容。斜嵴是上颌磨牙𬌗面特征，由近中舌尖三角嵴与远中颊尖三角嵴在𬌗面中央斜形相连所构成。

3. 上颌第一磨牙的卡式尖位于（　　）

    A. 近中颊尖舌侧　　　　　　　　B. 近中舌尖舌侧

    C. 远中舌尖舌侧　　　　　　　　D. 远中颊尖颊侧

    E. 远中尖颊侧

正确答案：B

答案解析：基本知识点，强调牙体基本形态。在近中舌尖舌侧偶有第五牙尖也称为卡式尖。

4. 上颌第一磨牙𬌗面呈斜方形，以下正确的是（　　）

    A. 近中颊𬌗点角为锐角　　　　　B. 远中舌𬌗点角为钝角

    C. 近中舌𬌗点角为锐角　　　　　D. 远中颊𬌗点角为锐角

    E. 近中颊𬌗点角为钝角

正确答案：A

答案解析：基础知识，上颌第一磨牙𬌗面为斜方形，近中颊𬌗点角和远舌𬌗点角为锐角，其余两个为钝角。

5. 上颌第一磨牙𬌗面的牙尖从大到小的顺序是（　　）

    A. 近中舌尖 > 近中颊尖 > 远中颊尖 > 远中舌尖

    B. 近中舌尖 > 近中颊尖 > 远中舌尖 > 远中颊尖

    C. 近中颊尖 > 近中舌尖 > 远中舌尖 > 远中颊尖

    D. 近中颊尖 > 近中舌尖 > 远中颊尖 > 远中舌尖

    E. 远中颊尖 > 近中舌尖 > 远中舌尖 > 近中颊尖

正确答案：A

答案解析：基础知识，上颌第一磨牙最大的是近中舌尖，最小的是远中舌尖，最高的是近中颊尖。

第三节　标准三倍大右下颌第一磨牙石膏牙雕刻

知识要点

下颌第一磨牙的解剖特点如下。

（1）颊面：倒梯形，近中缘长直，远中缘短而圆突，𬌗缘较颈缘长；𬌗缘处可看见近中颊尖、远中颊尖及远中尖的半个牙尖,三者间由颊沟、远中颊沟分隔开,颊沟末端有点隙;外形高点位于颈1/3。

(2) 舌面:似颊面,小而圆突;𬌗缘处可看见近、远中舌尖,二者由舌沟分隔开,舌沟末端无点隙;外形高点位于中1/3。

(3) 邻面:呈四边形,颊尖较舌尖低,牙冠舌倾;近中面宽平而远中面窄小圆突;近、远中接触区均位于𬌗1/3偏颊侧。

(4) 𬌗面:呈长方形,5-5-3结构,即5个牙尖(近中颊尖、远中颊尖、远中尖、近中舌尖、远中舌尖),5条发育沟(颊沟、舌沟、近中沟、远中沟、远颊沟),3个窝(中央窝、近中窝、远中窝)。

(5) 牙根:近、远中双根,扁而厚;根尖偏向远中。

技术操作

一、学习要点

(1) 通过三倍大右下颌第一磨牙的雕刻,牢固掌握该牙解剖形态,培养平衡感及协调感。

(2) 熟悉三倍大下颌第一磨牙牙体形态描绘及雕刻的方法、步骤,熟练使用雕刻工具。

二、操作规程

(一) 简易流程

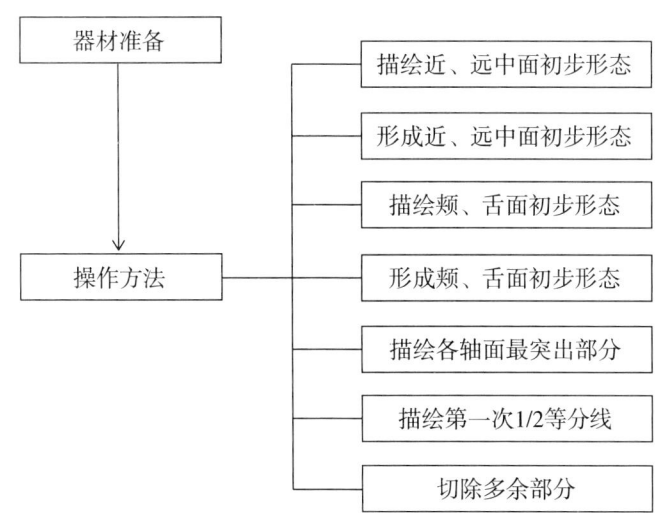

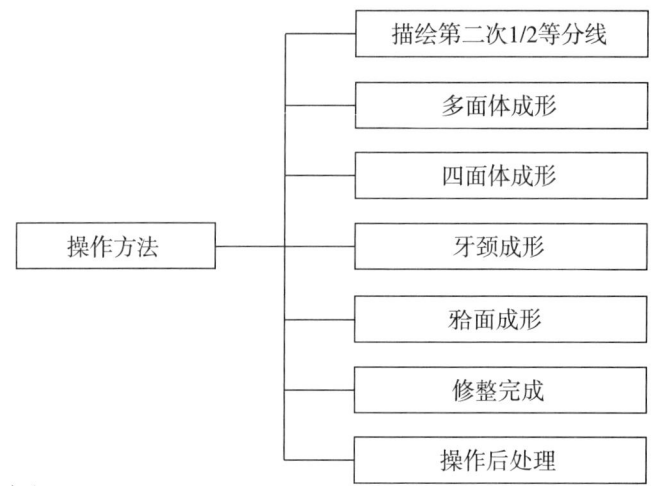

（二）分步流程

器材准备

三倍大牙体线图（图2-40）、浮雕图（图2-41）、石膏切刀、雕刻刀、石膏块、直尺、铅笔、水杯。

标准三倍大右下颌第一磨牙雕刻轴面的形态描绘及成形

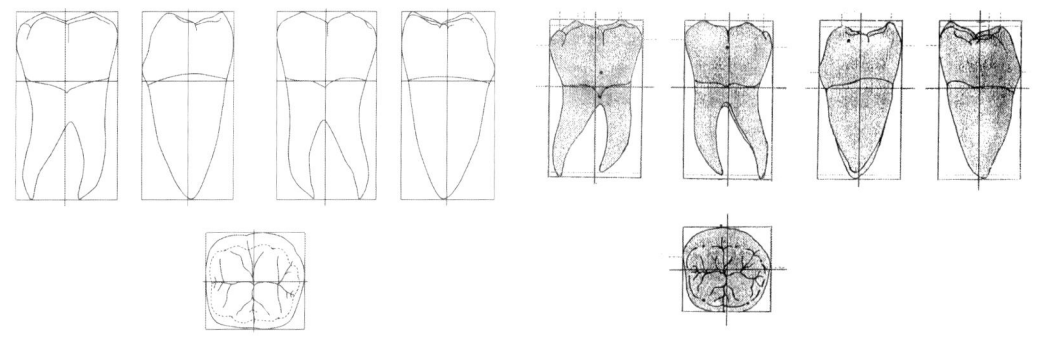

图2-40 线图　　　　　图2-41 浮雕图

操作方法

描绘近、远中面初步形态

参照三倍大牙体线图、浮雕图，在石膏块的近、远中面以及颊、舌面上描绘冠根分界线、中线；标出近、远中面邻接点，颊、舌面外形高点；确定𬌗面上各牙尖的位置，并与透明线图对比；描绘出近、远中面外形轮廓（图2-42）。

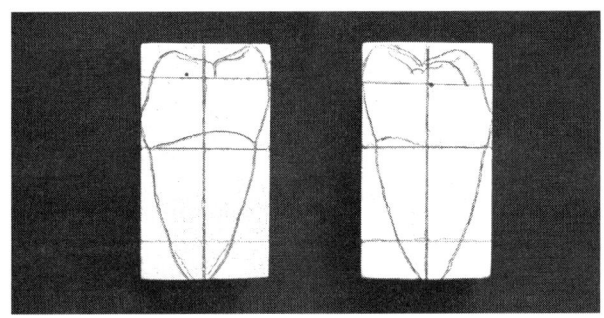

图 2-42　近、远中面绘图后

形成近、远中面初步形态

用石膏切刀切削近、远中面描绘线的外侧部分，形成近、远中面的初步轮廓（图 2-43）。切削时注意先将颊侧牙尖点的位置转移到各轴面，切割后在殆面恢复牙尖标志点，形成颊侧牙尖高度。

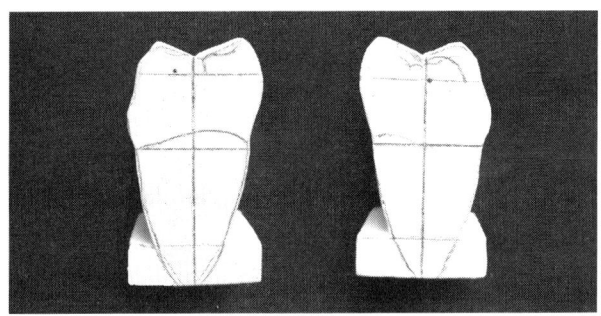

图 2-43　近、远中面切割后

描绘颊、舌面初步形态

参照线图、浮雕图，在石膏块的颊、舌面恢复冠根分界线、中线；转移近、远中面邻接点的位置，描绘颊、舌面外形轮廓（图 2-44）。

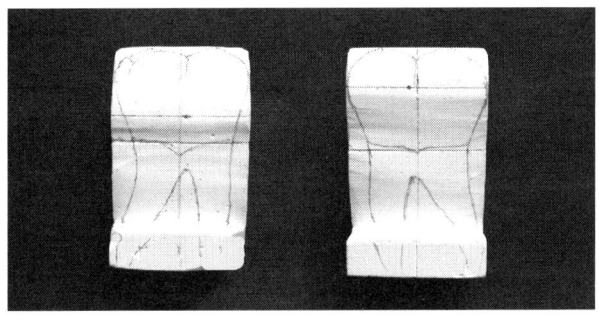

图 2-44　颊、舌面绘图后

形成颊、舌面初步形态

用石膏切刀切削颊、舌面描绘线的外侧部分，形成颊、舌面的初步轮廓（图2-45）。

图2-45 颊、舌面切割后

描绘各轴面最突出部分

参照浮雕图，描绘石膏牙各轴面最突出部分（图2-46）。

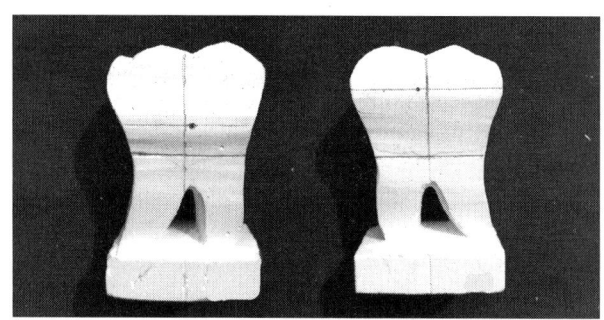

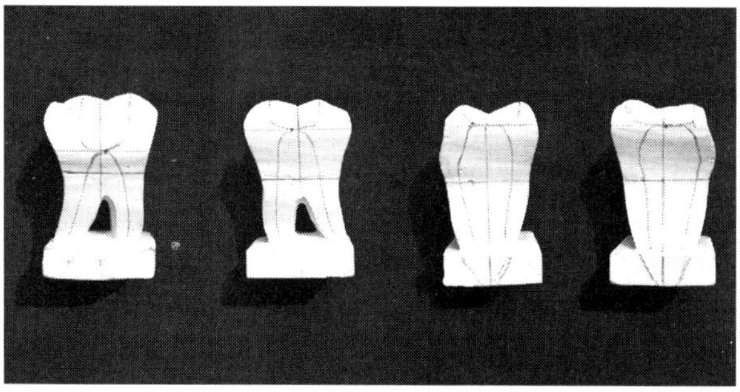

标准三倍大右下颌第一磨牙
雕刻多面体、牙颈成形

图2-46 绘出各轴面最突出部分后

描绘第一次1/2等分线

在各轴面最突出部分与外形边缘间画出第一次1/2等分线（图2-47）。

切除多余部分

用石膏切刀切除各轴面角，即相邻两条等分线之间的多余部分（图2-48）。

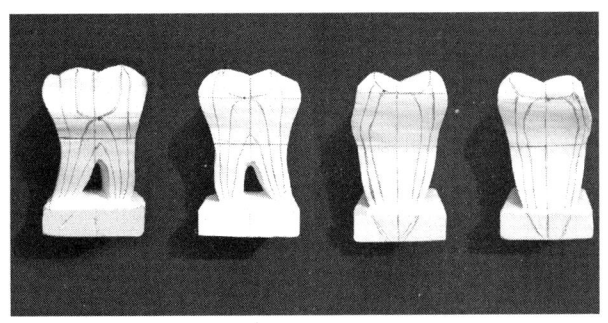

图 2-47 绘出各轴面第一次 1/2 等分线后

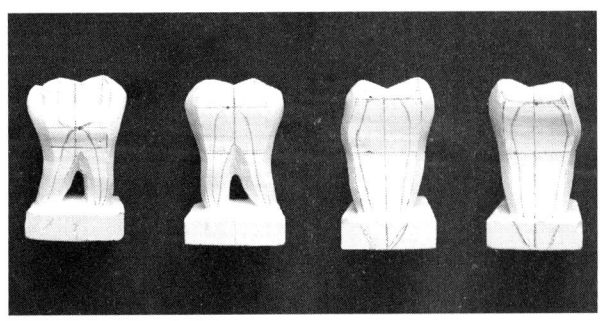

图 2-48 4 个轴面切削后

描绘第二次 1/2 等分线

在各轴面最突出部分与第一次 1/2 等分线间,以及相邻两条等分线之间描绘第二次 1/2 等分线(图 2-49)。

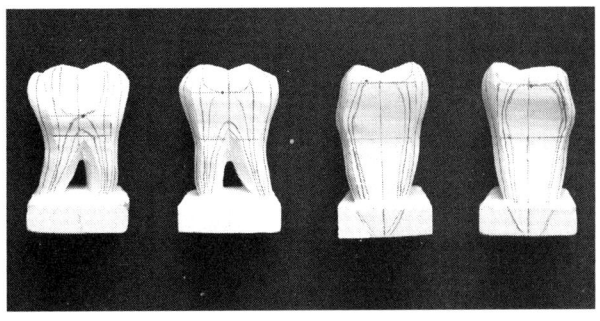

图 2-49 绘出各轴面第二次 1/2 等分线后

多面体成形

用石膏切刀切除相邻的两条等分线之间的多余部分(图 2-50)。

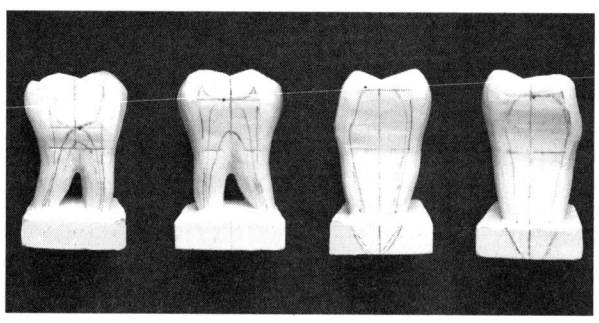

图 2-50　4 个轴面多面体成形后

四面体成形

参照浮雕图，修整各轴面外形，使其与图形的轮廓一致，并流畅衔接（图 2-51）。

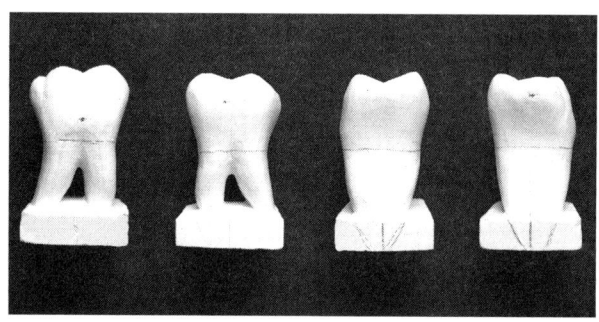

图 2-51　4 个轴面成形后

牙颈成形

- 参照线图描绘牙颈线，并与透明线图对比。
- 用雕刻刀将牙颈线勾勒一周，注意深度要适宜。
- 形成台阶：在牙颈线下方 1mm 处画线，用雕刻刀沿该线从根方向冠方，顺着牙颈线方向轻轻切削，形成浅台阶。
- 消除台阶：在牙颈线上方 1mm 处画线，用雕刻刀沿该线从冠方向根方，顺着牙颈线方向轻轻切削，消除台阶。
- 形成牙颈线：用雕刻刀轻轻勾勒出清晰的牙颈线（图 2-52）。

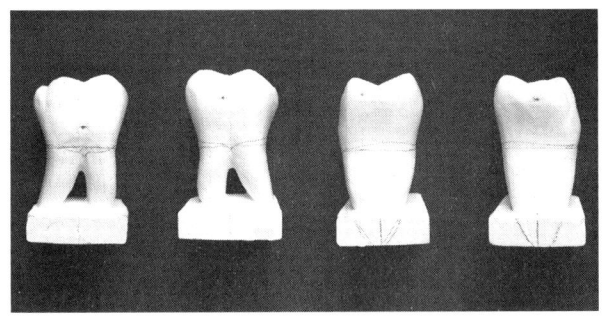

图 2-52 描绘完牙颈线后

殆面成形

◆ 修整牙尖斜度：参照线图，形成牙尖斜度，并进一步修整成形（图 2-53）。

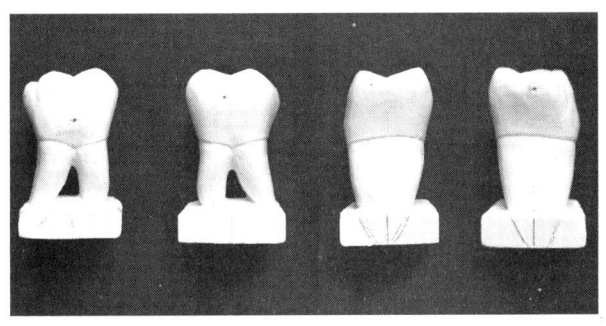

图 2-53 修整完牙尖斜度的 4 个轴面

◆ 确定各个牙尖的大小：参照线图，在石膏牙上画出近中沟、远中沟、颊沟、远颊沟、舌沟，并用雕刻刀勾勒（图 2-54）。

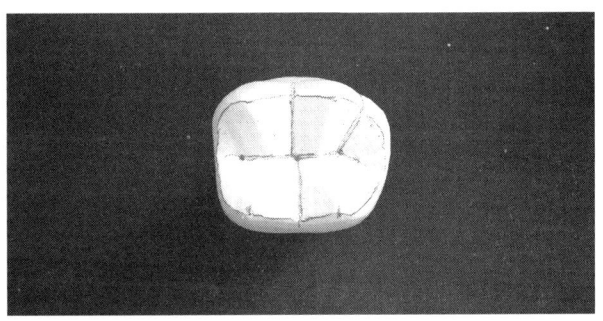

图 2-54 画完近中沟、远中沟、颊沟、远颊沟、舌沟后

◆ 形成中央窝、近中窝：按照中央窝最深、近中点隙最浅的原则，用雕刻刀形成窝、沟、点隙（图 2-55）。

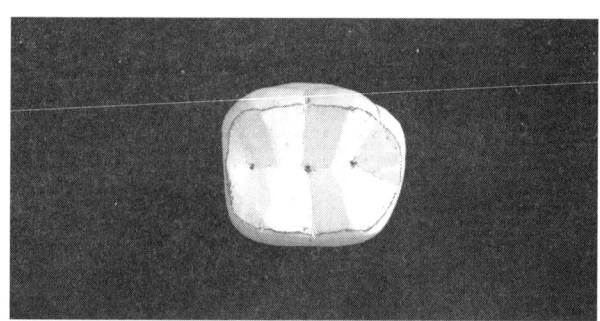

图 2-55 刻好窝、沟、点隙后

◆ 确定三角嵴的走向与形态：参照线图，描绘出各个三角嵴的走向，用雕刻刀形成三角嵴。

◆ 雕刻副沟：按发育沟深于副沟的原则，用雕刻刀的刀尖勾勒副沟（图 2-56）。

标准三倍大右下颌第一磨牙雕刻𬌗面成形及修整

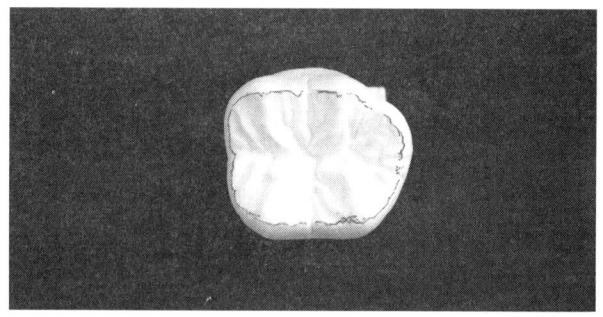

图 2-56 刻好副沟后

修整完成

润饰牙体表面：用雕刻刀的刀刃、刀背及勺润饰牙体表面，使各面流畅衔接（图 2-57）。

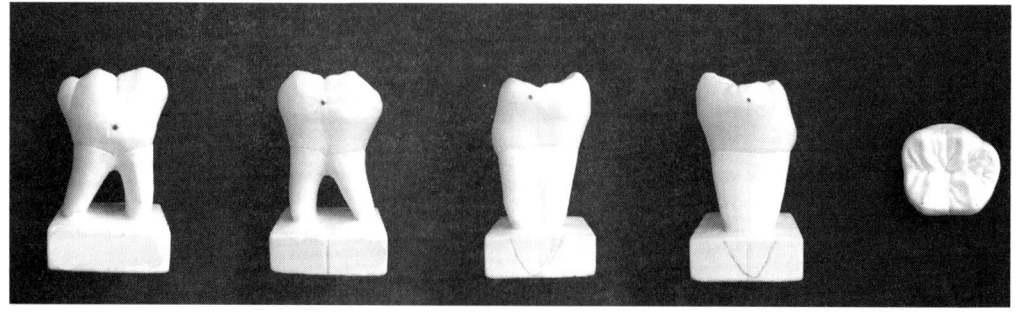

图 2-57 修整完成

> 操作后处理

将桌面及各种雕刻用品擦净,收纳好各种器材。

三、注意事项

(1) 熟悉下颌第一磨牙的解剖形态,严格按比例进行雕刻。

(2) 颊、舌面外形高点与邻接区及牙颈线要准确清晰地标示并保留到牙体雕刻完成。

(3) 使用雕刻器械应有稳定的支点,以防雕刻刀滑脱误伤手和石膏牙。

(4) 雕刻时应在垫板上操作,以免损坏桌面。养成不用嘴吹粉末的良好习惯,如石膏碎屑过多影响视野,可用牙刷去除。

(5) 雕刻过程中应保持桌面及各种工具清洁,雕刻下来的石膏碎屑不宜乱放,应放在指定位置。

(6) 为便于自我检查,可用透明薄膜复印线图和浮雕图,在其上描绘中轴、冠根分界线、外形高点、邻接点后塑封。

◆ 考点提示

(1) 下颌第一磨牙颊面呈倒梯形,近远中径大于殆龈径;殆缘处可看见近中颊尖、远中颊尖及远中尖的半个牙尖,三者间由颊沟、远中颊沟分隔开,颊沟末端有点隙;外形高点位于颈1/3。

(2) 殆面呈长方形,5个牙尖、5条发育沟、3个窝分布及大小正确,清晰明了。

(3) 近、远中双根,扁而厚;根尖偏向远中。

◆ 思 考 题

1. 下颌第一磨牙的最小牙尖是哪一个( )
   A. 近中颊尖　　　B. 远中尖　　　C. 近中舌尖　　　D. 远中舌尖
   E. 远中颊尖

正确答案:B

答案解析:基本知识点,牙尖从大到小的顺序为近舌尖、远舌尖、近颊尖、远颊尖、远中尖。

2. 下颌第一磨牙远中尖位于( )
   A. 颊面　　　B. 舌面　　　C. 近中面　　　D. 远中面

E. 颊面与远中面交界处

正确答案：E

答案解析：牙体解剖最基本的内容，远中尖的位置。

3. 区分上下颌磨牙的依据中错误的是（   ）

    A. 上颌磨牙的牙冠呈斜方形　　　B. 上颌磨牙的牙冠较直

    C. 下颌磨牙的牙冠倾向舌侧　　　D. 上颌磨牙颊尖钝而舌尖锐

    E. 下颌磨牙一般为双根

正确答案：D

答案解析：区分上下磨牙的依据是上颌牙冠为斜方形，下颌为长方形；上颌磨牙冠直，颊尖锐、舌尖钝，下颌磨牙冠偏舌侧，舌尖锐、颊尖钝；上颌磨牙为三根，下颌磨牙为双根。

4. 下颌第一磨牙区分左右的依据中错误的是（   ）

    A. 近中面大于远中面

    B. 牙冠舌倾，颊侧龈缘可见两个半牙尖

    C. 𬌗面近中边缘嵴高于远中边缘嵴

    D. 远中尖位于远中颊侧

    E. 根尖偏近中

正确答案：E

答案解析：最基本知识点，强调左右牙位鉴别。

5. 下颌第一磨牙近、远中面邻接点正确的是（   ）

    A. 近中邻接点位于𬌗1/3靠近颊侧处

    B. 远中邻接点位于𬌗1/3靠近舌侧处

    C. 近中邻接点位于中1/3靠近颊侧处

    D. 近远中邻接点均在颈1/3靠近颊侧处

    E. 近中邻接点比远中邻接点更偏向舌侧

正确答案：A

答案解析：近远中邻接点位于𬌗1/3靠近颊侧处，强调下颌第一磨牙邻面接触区的位置。

实训三

标准一倍蜡牙冠雕刻

任务引领

牙体雕刻是口腔医务工作者的一项基本功,而在牙列上进行一倍蜡牙冠雕刻更为重要。通过蜡牙冠雕刻练习,不仅能提高动手操作能力,而且能帮助学生进一步理解牙体的解剖特征及其与邻牙、对颌牙的咬合接触关系等,是临床上准确修复缺损的牙体、制作功能良好兼具美观的修复体的前提和基础。因此,作为未来的口腔医师,要努力练好该项技能,以便更好地运用于今后的临床工作中。

第一节 上颌中切牙一倍蜡牙冠雕刻

知识要点

上颌中切牙的解剖特点如下。

(1)唇面:梯形,切 1/3 可见两条纵行发育沟,近中缘长直,远中缘短而圆突;近中切角近似直角,远中切角圆钝;外形高点位于颈 1/3 处。

(2)舌面:似唇面但略小;中央凹陷为舌窝,四周隆起形成切嵴、边缘嵴和舌隆突;外形高点在舌隆突处。

(3)邻面:呈三角形,远中面较近中面小而突;近中接触区近切角,远中接触区距切角稍远。

(4)牙根:圆锥形单根,唇面宽于舌面,根尖略偏向远中。

技术操作

一、学习要点

(1)通过上颌中切牙蜡牙冠的雕刻,加深对上颌中切牙牙冠形态及楔状隙与邻接点、覆𬌗与覆盖、咬合接触部位等概念的理解;熟练掌握上颌中切牙1∶1蜡牙冠解剖形态的雕刻方法。

(2)熟悉基托蜡的性能及使用方法;学会正确使用雕刻工具。

二、操作规程

（一）简易流程

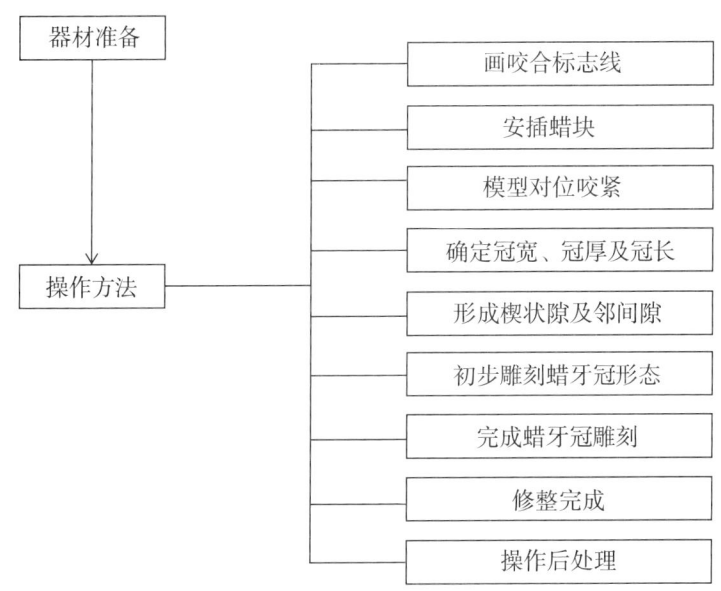

（二）分步流程

器材准备

1∶1 全口石膏牙列模型、基托蜡、雕刻刀、切削刀、酒精灯、红蓝铅笔、酒精喷灯、棉花等。

标准一倍右上颌中切牙蜡牙冠雕刻

操作方法

| 画咬合标志线 |

将已预备好缺牙固位桩的上下颌模型处于牙尖交错𬌗，然后用红蓝铅笔分别在中线及两侧磨牙处画咬合标志线，以便随时检查咬合关系（图3-1）。

| 安插蜡块 |

取一基托蜡条在酒精灯上均匀烤软，捏成与缺牙相似的蜡块插入缺隙内，使之与邻牙及颈部断面紧密接触（图3-2）。

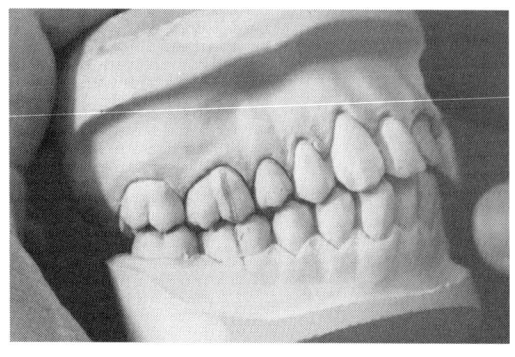
图3-1 画咬合标志线

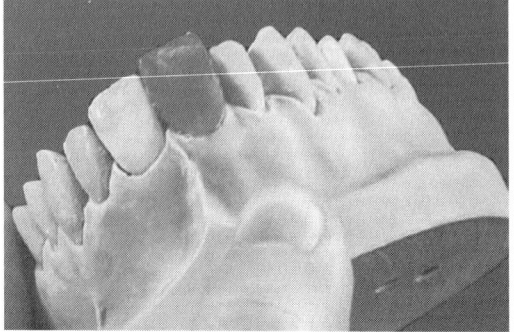
图3-2 安插蜡块

| 模型对位咬紧 |

趁蜡尚软时,按模型上已画好的牙尖交错𬌗标志线,将上下颌模型对位咬紧(图3-3)。

| 确定冠宽、冠厚及冠长 |

◆ 先以缺隙的近远中径及龈乳头为界,削去多余的蜡,确定冠宽;再以邻牙的唇、舌面外形高点为界,削去多余的蜡,确定冠厚。

◆ 以对侧同名牙切端为界,削去高出切端以外的多余蜡,确定冠长(图3-4)。

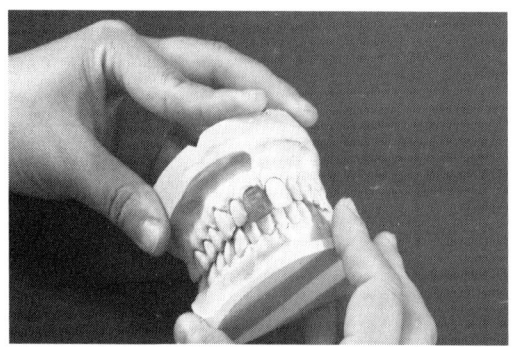
图3-3 模型对位咬紧

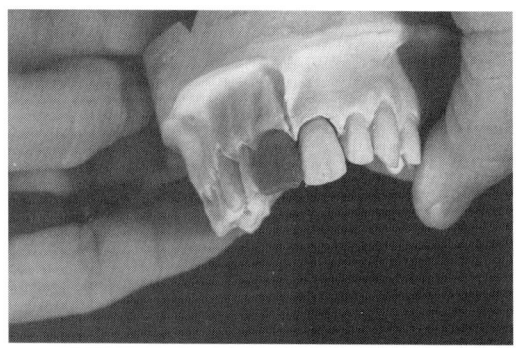
图3-4 确定冠宽、冠厚及冠长后

| 形成楔状隙及邻间隙 |

用雕刻刀初步形成切楔状隙及邻间隙(图3-5),最后形成唇、舌楔状隙(图3-6)。

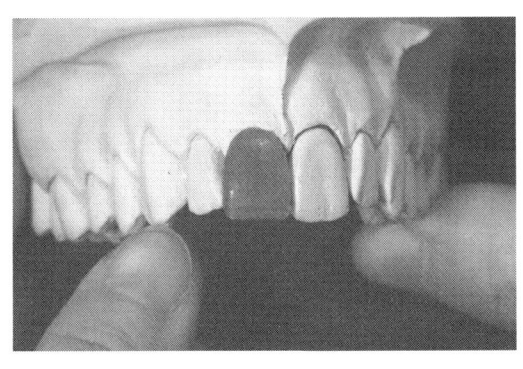
图3-5 形成切楔状隙及邻间隙后

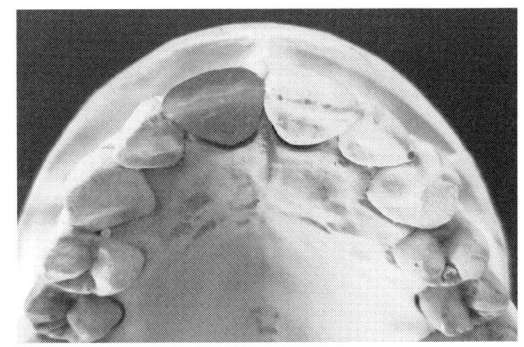
图3-6 形成唇、舌楔状隙后

初步雕刻蜡牙冠形态

根据牙尖交错𬌗的咬合标志，并参照对侧上下颌中切牙咬合关系，结合对侧同名牙的唇、舌面解剖形态，初步形成蜡牙冠形态。然后取下蜡牙冠修整邻面，重新插回蜡牙冠，检查邻间隙。

完成蜡牙冠雕刻

参照对侧同名牙形态精细雕刻牙冠外形，形成适当的楔状隙、邻间隙及良好的咬合关系。仔细检查符合要求后，用酒精喷灯喷光蜡牙冠表面或用棉花擦光表面（图3-7）。

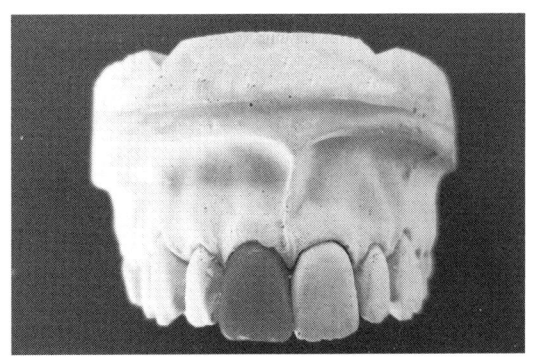
图3-7 蜡牙冠完成后唇面观

修整完成

完成后的蜡牙冠应具备的特点如下。

◆ 唇面：呈梯形，冠长大于冠宽，切1/3可见两条纵行发育沟，近中缘长直，远中缘短而圆突；近中切角近似直角，远中切角圆钝；外形高点位于颈1/3。

- 舌面：似唇面但略小。中央凹陷为舌窝，四周隆起为切嵴、边缘嵴和舌隆突；外形高点位于舌隆突。
- 切端：切端位于牙长轴稍偏唇侧。

| 操作后处理 |

将桌面及各种雕刻用品擦净，收纳好各种器材。

三、注意事项

（1）蜡牙冠的形态、位置要与对侧同名牙及整个牙列对称和协调。

（2）蜡牙冠颈部与石膏牙颈部断面要一致，不能暴露断面或有悬突。

（3）邻面接触区的位置形态应正确，要有适当的楔状隙及邻间隙。

（4）咬合关系良好，不能过高或无接触。

（5）雕刻过程中应保持桌面及各种工具清洁，雕刻下来的蜡碎屑不宜乱放，应放在指定位置。

◆ 链　接

> 上颌中切牙位于牙弓前部，因外伤而易折断或脱落，对发音和面容美观有直接影响。修复治疗时人工牙形态、色泽应与面型及邻牙相协调。中切牙的邻面接触区及上颌侧切牙的舌窝顶端，因自洁作用差，常为龋的好发部位。

◆ 考点提示

完成后的蜡冠唇面平坦呈梯形，切1/3有两条纵行发育沟；近中切角近似直角，远中切角圆钝；近中轴面角较钝，外形高点位于颈1/3处。舌面似唇面但较窄小；中央凹陷为舌窝，四周隆起有切嵴、边缘嵴和舌隆突，外形高点位于舌隆突处。邻面接触区位置和形态应正确，有适当的唇、舌、切楔状隙及邻间隙。上颌切牙的切嵴位于牙长轴唇侧，咬合关系良好，不能过高或无接触。牙冠在整个牙列中对称且协调，修复治疗时人工牙的形态、色泽应与面型及邻牙相协调。

◆ 思 考 题

1. 上颌中切牙一倍蜡牙冠雕刻前，将上下颌石膏模型置于牙尖交错𬌗状态画咬合标志

线的目的是(　　)

A. 为了醒目

B. 雕刻标记

C. 检查模型的准确性与完整性

D. 便于在操作过程中随时检查咬合关系

E. 单纯做标记而已，并无特别意义

正确答案：D

答案解析：上颌中切牙一倍蜡牙冠雕刻开始前，应将上下颌石膏模型置于牙尖交错𬌗状态，用红蓝铅笔分别在中线及两侧磨牙处画咬合标志线，以便在操作过程中随时检查咬合关系。

2. 上颌中切牙一倍蜡牙冠雕刻完成后应注意蜡牙冠在整个牙列中的对称性和协调性，如(　　)

A. 检查唇舌方向位置
B. 检查牙体长轴方向

C. 检查牙冠形态
D. 检查牙冠形态与对侧同名牙是否对称

E. A + B + C + D

正确答案：E

答案解析：此为上颌中切牙一倍蜡牙冠雕刻的注意事项。

3. 有关上颌中切牙牙冠宽度与长度的说法正确的是(　　)

A. 牙冠宽度大于牙冠长度

B. 牙冠长度大于牙冠宽度

C. 牙冠长度等于牙冠宽度

D. 牙冠长度与牙冠宽度依患者口内实际情况而定

E. 牙冠长度与牙冠宽度由技师决定

正确答案：B

答案解析：基本知识点，上颌中切牙的解剖形态，牙冠长度大于牙冠宽度。

4. 有关上颌中切牙唇面形态雕刻中颈嵴、冠中与切1/3说法正确的是(　　)

A. 上颌中切牙唇面均较平坦
B. 上颌中切牙中1/3较平坦

C. 上颌中切牙切1/3较平坦
D. 上颌中切牙冠中与切1/3较平坦

E. 上颌中切牙颈部较平坦

正确答案：D

答案解析：基本知识点，上颌中切牙的解剖形态，唇面颈嵴附近略突，冠中与切1/3较平坦。

5. 上颌中切牙一倍蜡牙雕刻完成后唇面两条发育沟的位置与形态(　　)

   A. 中1/3至切1/3可见两条纵行的发育沟

   B. 切1/3可见两条斜向近中的发育沟

   C. 切1/3可见两条斜向远中的发育沟

   D. 切1/3两条发育沟之间顶端距离近，末端距离远

   E. 切1/3可见两条纵行发育沟

正确答案：E

答案解析：基本知识点，上颌中切牙切1/3可见两条纵行发育沟。

第二节　上颌尖牙一倍蜡牙冠雕刻

◆ 知识要点

上颌尖牙的解剖特点如下。

（1）唇面：呈五边形，分别为颈缘、近中缘、近中斜缘、远中斜缘和远中缘。冠长大于冠宽，牙尖偏近中，唇轴嵴将唇面分为近中唇斜面和远中唇斜面，唇轴嵴两侧各有1条发育沟，外形高点位于中1/3与颈1/3交界处的唇轴嵴上。

（2）舌面：似唇面但略小，舌隆突显著，舌轴嵴将舌窝分为近中舌窝和远中舌窝。

（3）邻面：呈三角形，远中面较近中面狭小圆突。近中接触区距近中切角较近，远中接触区距远中切角稍远。

（4）牙尖：由4条嵴和4个斜面组成。4条嵴分别是近、远中牙尖嵴，唇轴嵴和舌轴嵴。4个斜面分别是近中唇斜面、远中唇斜面、近中舌斜面和远中舌斜面。

（5）牙根：单根，直、粗，根长约为冠长的2倍，根尖略偏向远中。

◆ 技术操作

一、学习要点

（1）通过上颌尖牙蜡牙冠的雕刻，加深对上颌尖牙牙冠形态及楔状隙与邻接点、覆𬌗与覆盖、咬合接触部位等概念的理解；熟练掌握上颌尖牙1∶1蜡牙冠解剖形态的雕刻方法。

（2）熟悉基托蜡的性能及使用方法；学会正确使用雕刻工具。

二、操作规程

（一）简易流程

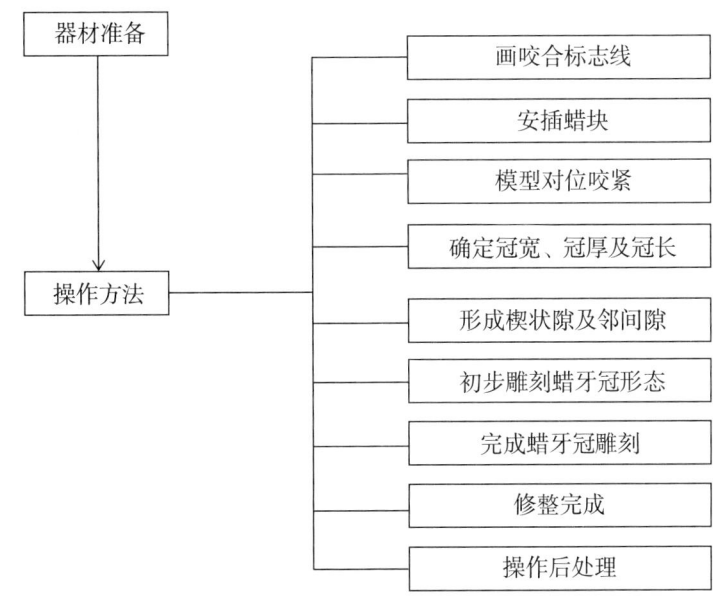

（二）分步流程

器材准备

1:1全口石膏牙列模型、基托蜡、雕刻刀、切削刀、酒精灯、红蓝铅笔、酒精喷灯、棉花等。

操作方法

标准一倍右上颌尖牙蜡牙冠雕刻

画咬合标志线

将已预备好缺牙固位桩的上下颌模型处于牙尖交错𬌗，然后用红蓝铅笔分别在中线及两侧磨牙处画咬合标志线，以便随时检查咬合关系（图3-8）。

安插蜡块

取一基托蜡条在酒精灯上均匀烤软，捏成与缺牙相似的蜡块插入缺隙内，使之与邻牙及颈部断面紧密接触（图3-9）。

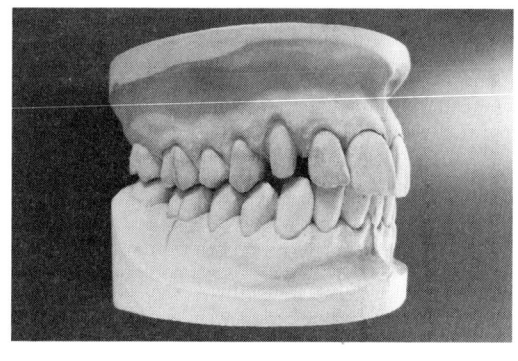

图 3-8　画咬合标志线

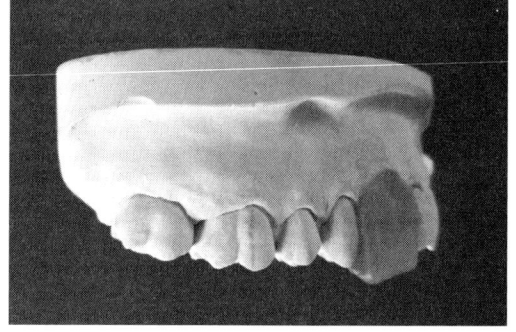

图 3-9　安插蜡块

模型对位咬紧

趁蜡尚软时，按模型上已画好的牙尖交错𬌗标志线，将上下颌模型对位咬紧（图 3-10）。

确定冠宽、冠厚及冠长

◆ 以缺隙的近远中径及龈乳头为界，削去多余的蜡确定冠宽；再以邻牙的唇、舌面外形高点及对侧上颌尖牙的冠厚为参照，削去多余的蜡确定冠厚。

◆ 以对侧上颌尖牙切端为界，削去高出切端多余蜡，确定冠长（图 3-11）。

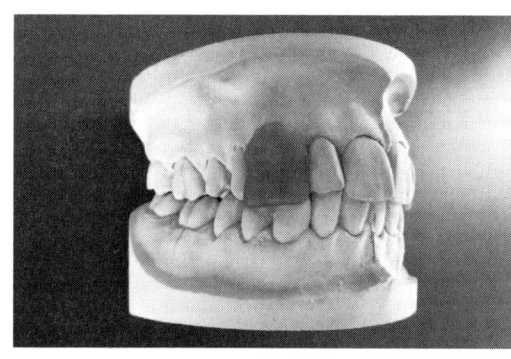

图 3-10　模型对位咬紧

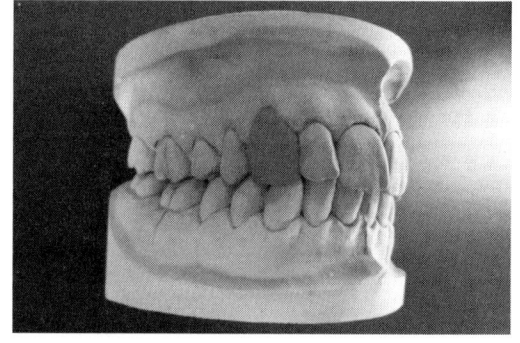

图 3-11　确定冠宽、冠厚及冠长后

形成楔状隙及邻间隙

用雕刻刀初步加工形成切楔状隙及邻间隙（图 3-12），最后形成唇、舌楔状隙（图 3-13）。

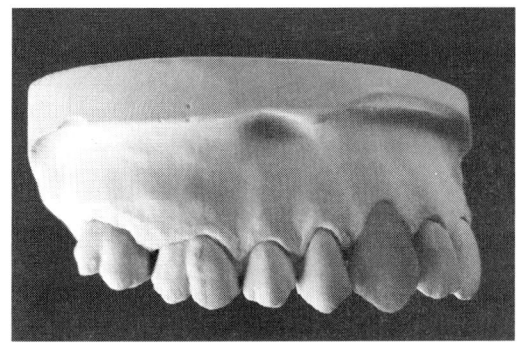
图3-12 形成切楔状隙及邻间隙后

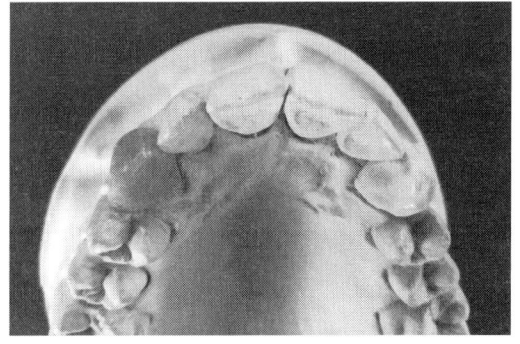
图3-13 形成唇、舌楔状隙后

| 初步雕刻蜡牙冠形态 |

根据牙尖交错𬌗的咬合标志，并参照对侧上下颌尖牙咬合关系，结合对侧上颌尖牙的唇、舌面解剖形态，初步形成蜡牙冠形态。然后取下蜡牙冠修整邻面，再重新插回蜡牙冠，检查邻间隙。

| 完成蜡牙冠雕刻 |

参照对侧同名牙形态精细雕刻牙冠外形，形成适当的楔状隙、邻间隙及良好的咬合关系。仔细检查符合要求后，用酒精喷灯喷光蜡牙冠表面或用棉花擦光表面（图3-14）。

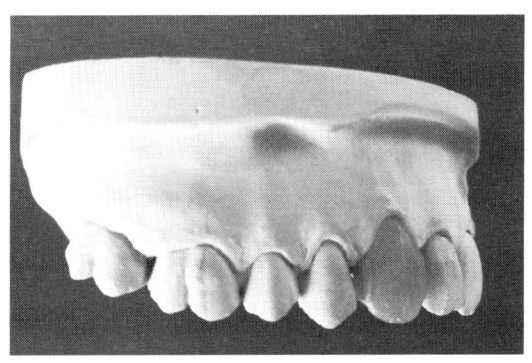
图3-14 蜡牙冠完成后唇面观

| 修整完成 |

完成的蜡牙冠应具备的解剖特点如下。
- 唇面：呈五边形，冠长大于冠宽，牙尖偏近中，唇轴嵴将唇面分为近、远中唇斜面，其两侧各有1条发育沟，外形高点位于中1/3与颈1/3交界处。
- 舌面：似唇面但略小，舌隆突显著，舌轴嵴将舌窝分为近、远中舌窝。
- 切端：牙尖顶位于牙长轴稍偏唇侧，略偏近中。

| 操作后处理 |

将桌面及各种雕刻用品擦净，收纳好各种器材。

三、注意事项

（1）蜡牙冠的形态、位置要与对侧同名牙及整个牙列对称和协调。

（2）蜡牙冠颈部与石膏牙颈部断面要一致，不能暴露断面或有悬突。

（3）邻面接触区的位置形态应正确，要有适当的楔状隙及邻间隙。

（4）咬合关系良好，不能过高或无接触。

（5）雕刻过程中应保持桌面及各种工具清洁，雕刻下来的蜡碎屑不宜乱放，应放在指定位置。

◆ 链 接

尖牙位于口角处，牙根长而粗壮，能承受较大的力，并具有支撑口角的作用。若上尖牙缺失，口角上部塌陷，影响面部美观。尖牙牙冠各面光滑，自洁作用较好，较少发生龋损。

◆ 考点提示

蜡冠完成后，唇面呈五边形，近中缘较平直，远中缘圆突；近中斜缘短，远中斜缘长；牙尖偏近中，近中唇斜面较圆突，远中唇斜面较平；外形高点位于中1/3与颈1/3交界处的唇轴嵴上。舌面似唇面但略小，近中牙尖嵴短，远中牙尖嵴长；舌隆突显著，远中舌窝大于近中舌窝。邻面接触区，近中接触区接近近中切角，远中接触区距远中切角稍远，且偏向舌侧，有适中的楔状隙及邻间隙。牙尖顶偏于牙长轴的唇侧，整体协调、对称，有合适的牙尖高度，与对颌牙有适当的接触，牙冠各部分光亮。尖牙牙根较长，在牙槽窝内稳固，通常为口内保留时间最长久的牙，修复相关牙缺失时，多选该牙作为基牙。

◆ 思 考 题

1. 对上颌尖牙的描述中错误的是（　　）

　　A. 为恒牙中最长的牙

B. 切缘有一牙尖

C. 牙根为单根

D. 牙冠由 4 个面和 1 个切缘组成

E. 唇、舌面似窄长五边形

正确答案：E

答案解析：基本知识点，上颌尖牙唇、舌面似圆五边形。

2. 下列上颌尖牙的特征哪项是错误的（ ）

   A. 支撑口角，维持面容

   B. 自洁作用好，龋齿发生率低

   C. 牙根长，修复时多用作基牙

   D. 牙根呈三角形，拔除时不能用旋转力

   E. 主要功能为撕裂食物

正确答案：D

答案解析：上颌尖牙牙根为圆锥形单根且直，拔除时可采用旋转力。

3. 构成上颌尖牙牙尖的嵴是（ ）

   A. 近中斜嵴、远中斜嵴

   B. 近中牙尖嵴、远中牙尖嵴

   C. 近中边缘嵴、远中边缘嵴

   D. 唇轴嵴、舌轴嵴

   E. 近中牙尖嵴、远中牙尖嵴、唇轴嵴、舌轴嵴

正确答案：E

答案解析：基本知识点，强调牙尖的构成。

4. 上颌尖牙唇面的近中缘、近中斜缘与远中缘、远中斜缘的区别（ ）

   A. 近中缘长，近中斜缘短；远中斜缘长，远中缘短

   B. 近中缘短，近中斜缘长；远中斜缘长，远中缘短

   C. 近中缘及近中斜缘均短；远中斜缘长，远中缘短

   D. 近中缘及近中斜缘均长；远中斜缘长，远中缘短

   E. 近中缘长，近中斜缘短；远中缘与远中斜缘均短

正确答案：A

答案解析：掌握尖牙切缘的形态。

5. 上颌尖牙邻面形态（ ）

   A. 上颌尖牙邻面似三角形与牙邻面相似，远中面较近中面短小

B. 上颌尖牙邻面似三角形较切牙邻面平坦，远中面较近中面短小

C. 上颌尖牙邻面似三角形较切牙邻面平坦，远中面大于近中面

D. 上颌尖牙邻面似三角形较切牙邻面突出，远中面较近中面突而短小

E. 上颌尖牙邻面似三角形较切牙邻面突出，远中面与近中面相等

正确答案：D

答案解析：上颌尖牙与切牙的邻面位置、形态。

第三节 上颌第一前磨牙一倍蜡牙冠雕刻

◆ 知识要点

上颌第一前磨牙的解剖特点如下。

（1）颊面：似五边形，冠长大于冠宽。颊尖略偏远中，其两侧各有1条发育沟。颊面中部有颊轴嵴，其外形高点位于颈1/3的颊颈嵴上。

（2）舌面：比颊面略小，较圆钝。舌尖略偏近中，外形高点在舌面中1/3。

（3）邻面：呈四边形，颊尖高于舌尖。近中面狭小圆突，殆1/3处有近中沟跨过近中边缘嵴，近、远中面的接触区均靠近殆缘。

（4）殆面：似六边形，颊殆边缘嵴长于舌殆边缘嵴，远中边缘嵴长于近中边缘嵴。近中窝比远中窝深，中央沟位于中轴上。

（5）牙根：扁圆形，大部分在根中1/3或根尖1/3分为颊、舌两根，颊根长于舌根，根尖均偏远中且略内聚。

◆ 技术操作

一、目的

（1）通过上颌第一前磨牙蜡牙冠的雕刻，加深对上颌第一前磨牙牙冠形态及楔状隙与邻接点、覆殆与覆盖、咬合接触部位等概念的理解；熟练掌握上颌第一前磨牙1∶1蜡牙冠解剖形态的雕刻方法。

（2）熟悉基托蜡的性能及使用方法；正确使用雕刻工具。

二、操作规程

（一）简易流程

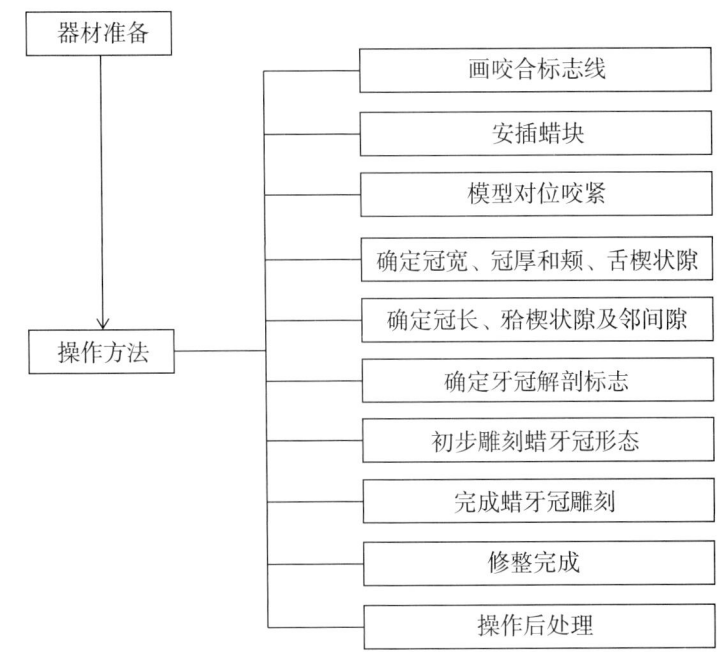

（二）分步流程

器材准备

1:1全口石膏牙列模型、基托蜡、雕刻刀、切削刀、液状石蜡、酒精灯、红蓝铅笔、酒精喷灯、棉花等。

操作方法

画咬合标志线

将已预备好缺牙固位桩的上下颌模型处于牙尖交错𬌗，然后用红蓝铅笔分别在中线及两侧磨牙处画咬合标志线，以便随时检查咬合关系（图3-15）。

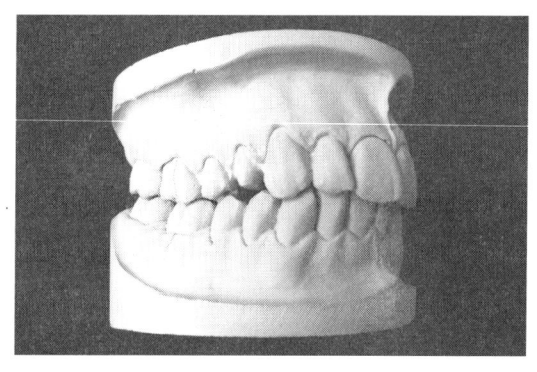

标准一倍右上颌第一前磨牙
蜡牙冠雕刻

图 3-15　画咬合标志线

| 安插蜡块 |

取一基托蜡条在酒精灯上均匀烤软，捏成与缺牙相似的蜡块插入缺隙内，使之与邻牙及颈部断面紧密接触（图 3-16）。

| 模型对位咬紧 |

在对颌牙𬌗面涂液状石蜡，趁蜡尚软时，按模型上已画好的牙尖交错𬌗标志线，将上下颌模型对位咬紧（图 3-17）。

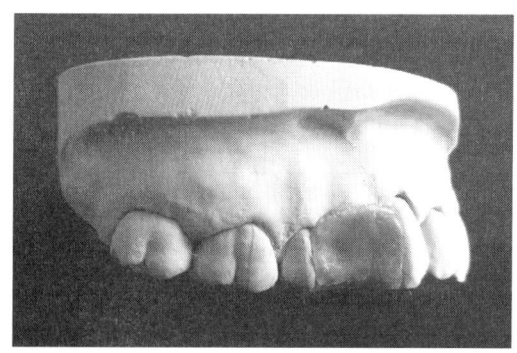

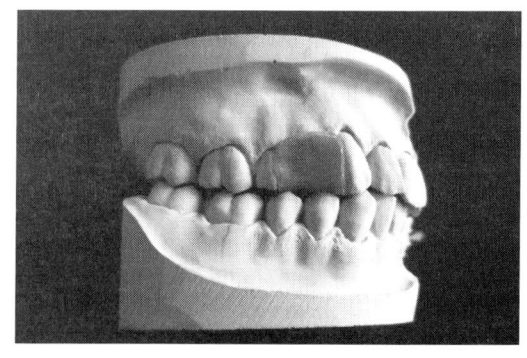

图 3-16　安插蜡块　　　　　图 3-17　模型对位咬紧

| 确定冠宽、冠厚和颊、舌楔状隙 |

◆ 先以缺隙的近远中径及龈乳头为界，削去多余的蜡，确定冠宽；再以邻牙的颊、舌面外形高点为界，削去多余的蜡，确定冠厚（图 3-18）。

◆ 形成颊、舌楔状隙（图 3-19）。

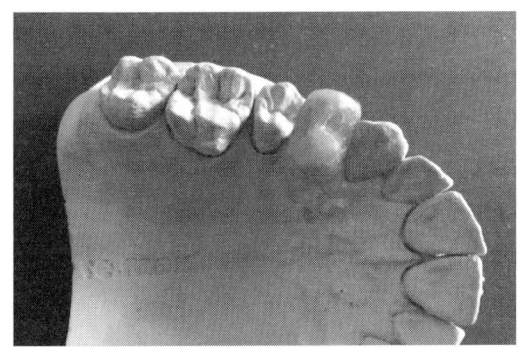

图 3-18 确定冠宽、冠厚后𬌗面观

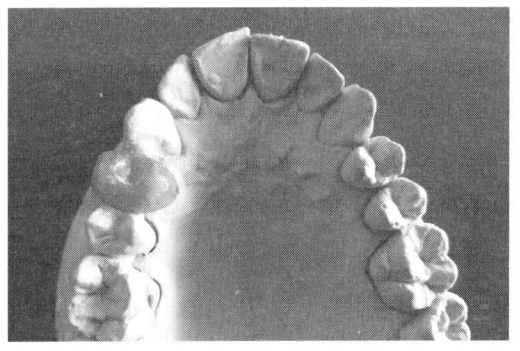

图 3-19 形成颊、舌楔状隙后𬌗面观

确定冠长、𬌗楔状隙及邻间隙

◆ 以邻牙𬌗面牙尖顶水平为界，按照与邻牙所形成的𬌗曲线，削去高出𬌗面的多余蜡，确定冠长（图 3-20）。

◆ 用雕刻刀初步形成颈缘、𬌗楔状隙及邻间隙（图 3-21）。

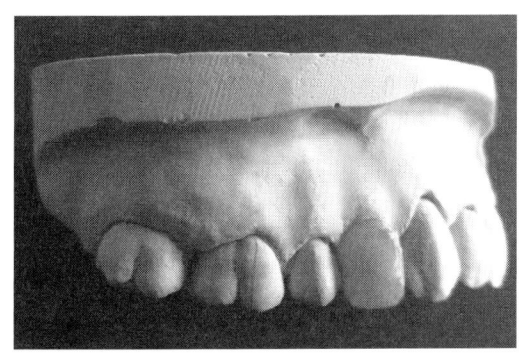

图 3-20 确定冠长后颊面观

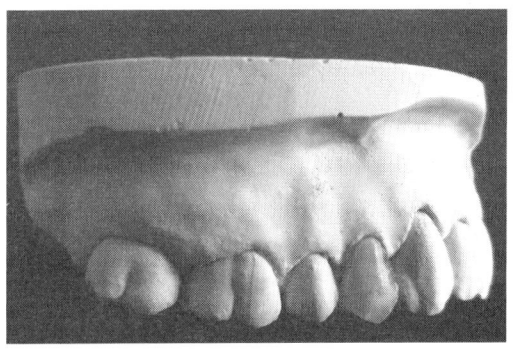

图 3-21 形成𬌗楔状隙和邻间隙后颊面观

确定牙冠解剖标志

根据牙尖交错𬌗的标志，并参照对侧上下颌同名牙的咬合关系，确定上颌第一前磨牙的颊、舌尖和近、远中窝的位置，并以此为准雕刻冠部形态（图 3-22）。

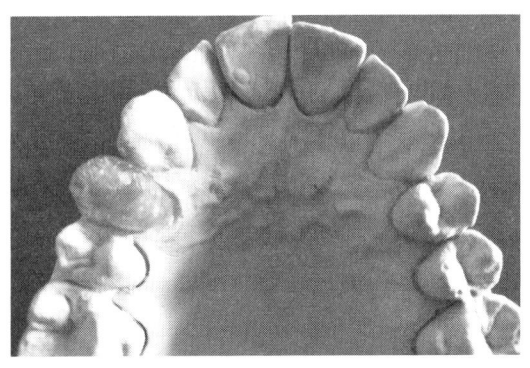

图 3-22 确定牙冠解剖标志后𬌗面观

初步雕刻蜡牙冠形态

根据确定的牙冠解剖标志，参照对侧同名牙的颊、舌面解剖形态，初步形成蜡牙冠形态。然后取下蜡牙冠修整邻面，再重新插回蜡牙冠，检查邻间隙。

完成蜡牙冠雕刻

参照对侧同名牙形态精细雕刻牙冠外形，形成适当的楔状隙、邻间隙及良好的咬合关系。仔细检查符合要求后，用酒精喷灯喷光蜡牙冠表面或用棉花擦光表面（图3-23~图3-25）。

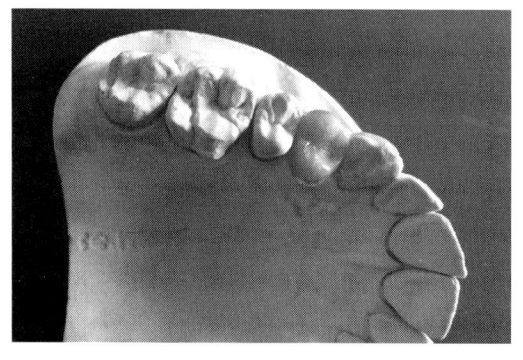

图3-23 蜡牙冠完成后𬌗面观

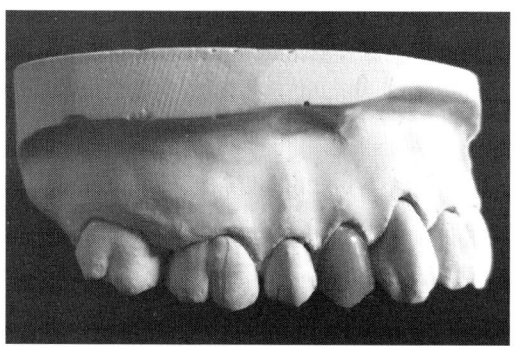

图3-24 蜡牙冠完成后颊面观

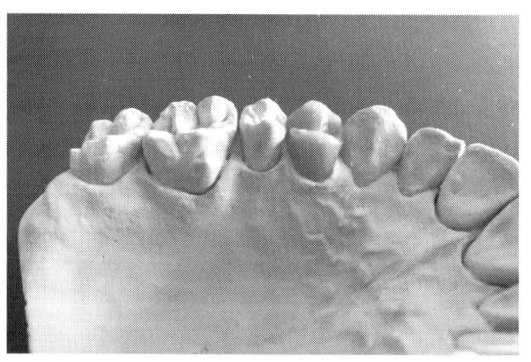

图3-25 蜡牙冠完成后舌面观

修整完成

完成的蜡牙冠应具备的解剖特点如下。

◆ 颊面：呈五边形，冠长大于冠宽，颊尖偏远中，颊轴嵴明显，外形高点位于颈1/3。

◆ 舌面：略小于颊面，较圆钝，舌尖偏近中，舌轴嵴不明显，外形高点位于中

1/3。

- 𝜕面：呈颊舌径大于近远中径的六边形，颊𝜕边缘嵴长于舌𝜕边缘嵴，远中边缘嵴长于近中边缘嵴。颊尖较高而锐利，舌尖较小而圆钝，近中沟跨越近中边缘嵴达近中面。

操作后处理

将桌面及各种雕刻用品擦净，收纳好各种器材。

三、注意事项

（1）蜡牙冠的形态、位置要与对侧同名牙及整个牙列对称和协调。

（2）蜡牙冠颈部与石膏牙颈部断面要一致，不能暴露断面或有悬突。

（3）邻面接触区的位置偏颊侧，颊楔状隙要小于舌楔状隙。

（4）颊尖的位置和高度要与邻牙形成协调的𝜕曲线。舌尖要严格按照咬合印记确定的高度雕刻，以保证上、下颌之间咬合关系良好。

（5）雕刻过程中应保持桌面及各种工具清洁，雕刻下来的蜡碎屑不宜乱放，应放在指定位置。

◆ 考点提示

上颌第一前磨牙颊面呈五边形，冠长大于冠宽，颊尖偏远中，颊轴嵴明显，外形高点位于颊1/3。舌面小于颊面，较圆钝；舌尖偏近中，舌轴嵴不明显，外形高点位于中1/3。𝜕面六边形，颊𝜕边缘嵴长于舌𝜕边缘嵴；颊尖较锐利，舌尖较圆钝；中央沟和近、远中窝的位置准确，有近中沟跨过近中边缘嵴至近中面。

◆ 思 考 题

1. 下列关于上颌第一前磨牙的论述哪一个是错误的(　　)

    A. 邻面近似四边形

    B. 舌尖偏近中

    C. 𝜕面似五边形

    D. 颊轴嵴明显，舌轴嵴圆钝

    E. 大部分根分为颊、舌两根

正确答案：C

答案解析：基本知识点，𝜕面的外形呈六边形。

2. 上颌第一前磨牙颊、舌面外形高点应在（ ）

　　A. 牙冠颊、舌面中 1/3 处

　　B. 牙冠颊、舌面𬌗 1/3

　　C. 牙冠颊、舌面颈 1/3

　　D. 牙冠颊颈缘处、舌面中 1/3

　　E. 牙冠颊颈 1/3、舌面中 1/3 处

正确答案：E

答案解析：牙体解剖最基本的内容，强调颊、舌面外形高点的位置。

3. 判断上颌第一前磨牙左右侧的最重要依据是（ ）

　　A. 牙冠颊面近中缘略突、远中缘较直

　　B. 近中面𬌗 1/3 处有近中沟

　　C. 近中面较大而平坦、远中面较小而圆突

　　D. 舌尖偏远中

　　E. 颊尖偏近中

正确答案：B

答案解析：区分左右侧最重要的依据是近中面有近中沟，强调左右牙位的鉴别。

4. 上颌第一前磨牙颊面形态错误的说法是（ ）

　　A. 与尖牙唇面外形相似　　　　B. 颊尖偏近中

　　C. 𬌗 1/3 有两条发育沟　　　　D. 颊面中部有颊轴嵴

　　E. 牙冠长度大于宽度

正确答案：B

答案解析：最基本知识点，强调颊尖偏远中，舌尖偏近中。

5. 有关上颌第一前磨牙近、远中面邻接点正确的是（ ）

　　A. 近中邻接点位于𬌗 1/3 偏颊侧

　　B. 远中邻接点位于𬌗 1/3 偏舌侧

　　C. 近中邻接点位于𬌗 1/3 偏舌侧

　　D. 近、远中邻接点均在颈 1/3 与中 1/3 交界处

　　E. 近中邻接点比远中邻接点更偏向舌侧

正确答案：A

答案解析：近、远中邻接点位于𬌗 1/3 偏颊侧，近中邻接点比远中邻接点更偏向颊侧，强调上颌第一前磨牙邻面接触区的位置。

第四节　上颌第一磨牙蜡牙冠雕刻

◆ 知识要点

上颌第一磨牙牙冠的解剖特点如下。

（1）颊面：似梯形，冠宽大于冠长，𬌗缘大于颈缘；近中缘较平直，远中缘较圆突；近中颊尖略宽于远中颊尖，两尖之间有颊沟；颈缘线大致水平，在根分叉处有根间突起；外形高点位于颊面颈1/3。

（2）舌面：与颊面相似或略小，较圆突；近中舌尖宽于远中舌尖，两舌尖之间有远中舌沟，偏向远中；在近中舌尖舌侧偶有第五牙尖，舌侧牙颈线较平；外形高点在舌面中1/3处。

（3）邻面：似梯形，颊侧缘较直，舌侧缘圆突；近中面宽大平坦，远中面狭小圆突；外形高点在𬌗1/3处，近中接触区较远中面接触区更靠近颊侧。

（4）𬌗面：呈颊舌径大于近远中径的斜方形，近中颊𬌗点角和远中舌𬌗点角为锐角，近中舌𬌗点角及远中颊𬌗点角为钝角；近中舌尖最大，远中舌尖最小；近中舌尖三角嵴与远中颊尖三角嵴斜形相连形成斜嵴，斜嵴将𬌗面分成较大的近中窝（或中央窝）和较小的远中窝；𬌗面有3条发育沟：近中沟、颊沟（起自中央点隙）和远中舌沟。

（5）牙根：有3个牙根，近中颊根、远中颊根和舌根，其中舌根最大。

◆ 技术操作

一、学习要点

（1）通过上颌第一磨牙蜡牙冠的雕刻，加深对上颌第一磨牙牙冠形态及楔状隙与邻接点、覆𬌗与覆盖、咬合接触部位等概念的理解；熟练掌握上颌第一磨牙1∶1蜡牙冠解剖形态的雕刻方法。

（2）熟悉基托蜡的性能及使用方法；正确使用雕刻工具。

二、操作规程

（一）简易流程

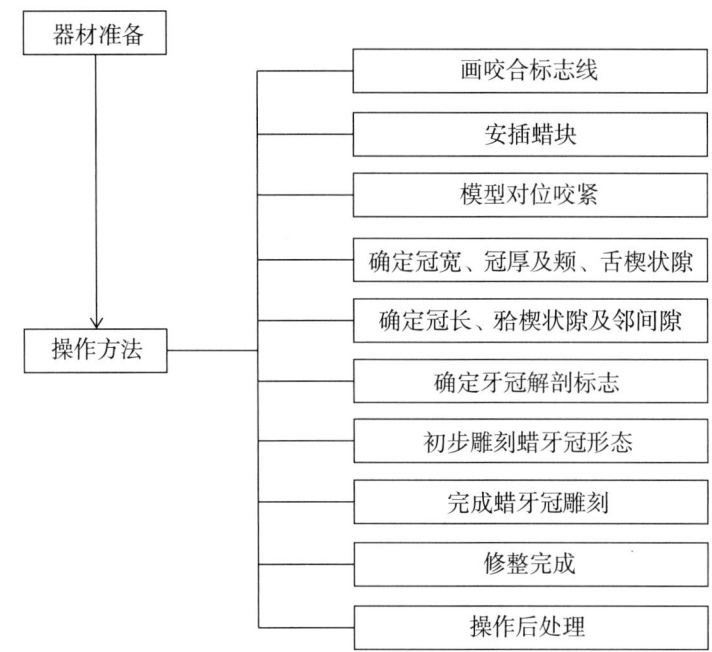

（二）分步流程

器材准备

1:1全口石膏牙列模型、基托蜡、切削刀、雕刻刀、液状石蜡、酒精灯、红蓝铅笔、酒精喷灯、棉花等。

操作方法

画咬合标志线

将已预备好缺牙固位桩的上下颌模型处于牙尖交错𬌗，然后用红蓝铅笔分别在中线及两侧前磨牙处画咬合标志线，以便随时检查咬合关系（图3-26）。

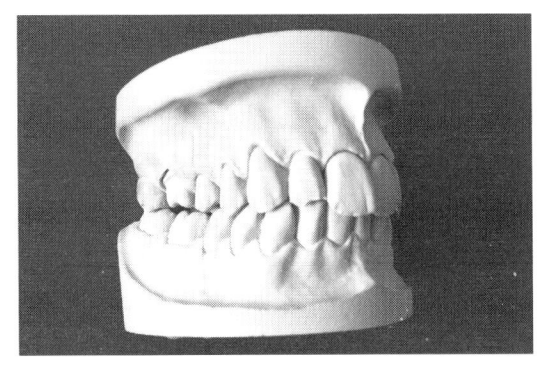

标准一倍右上颌第一磨牙
蜡牙冠雕刻

图 3-26　画咬合标志线

安插蜡块

取一基托蜡条在酒精灯上均匀烤软，捏成与缺牙相似的蜡块插入缺隙内，使之与邻牙及颈部断面紧密接触（图 3-27）。

模型对位咬紧

在对颌牙𬌗面涂液状石蜡，趁蜡尚软时，按模型上已画好的牙尖交错𬌗标志线，将上下颌模型对位咬紧（图 3-28）。

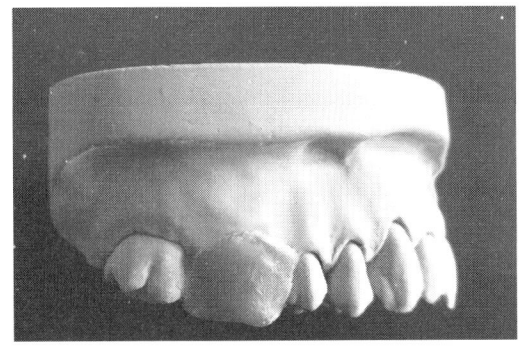

图 3-27　安插蜡块

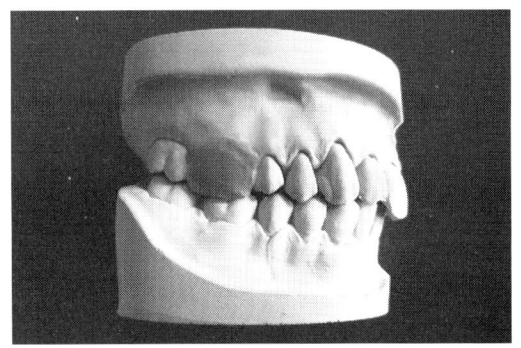

图 3-28　模型对位咬紧

确定冠宽、冠厚及颊、舌楔状隙

◆ 先以缺隙的近远中径及龈乳头为界，削去多余的蜡，确定冠宽；再参照邻牙的颊、舌面外形高点及对侧同名牙冠厚，削去多余的蜡，确定冠厚（图 3-29）。

◆ 用雕刻刀初步形成颊、舌楔状隙（图 3-30）。

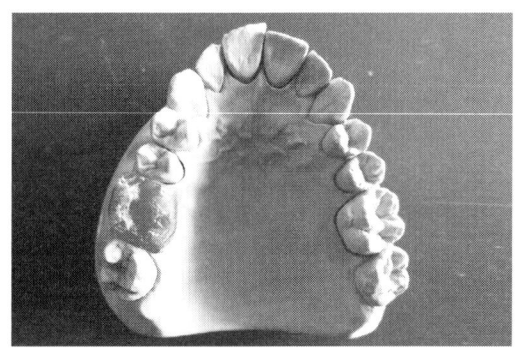
图 3-29　确定冠宽、冠厚后𬌗面观

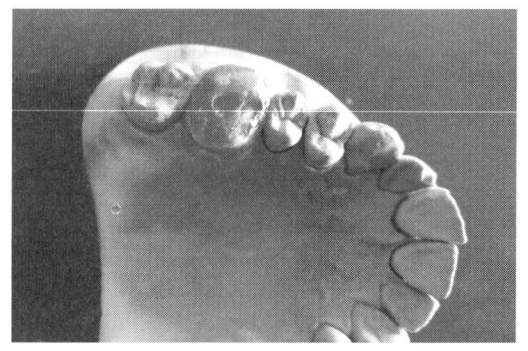
图 3-30　形成颊、舌楔状隙后𬌗面观

确定冠长、𬌗楔状隙及邻间隙

◆ 以邻牙𬌗面牙尖顶水平为界，削去高出𬌗面牙尖顶以外的多余蜡，确定冠长（图 3-31）。

◆ 用雕刻刀初步形成颈缘、𬌗楔状隙及邻间隙（图 3-32）。

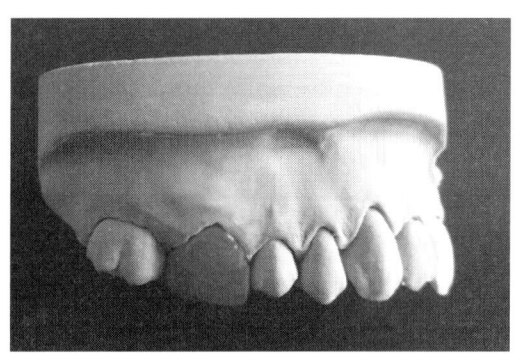
图 3-31　确定冠长后颊面观

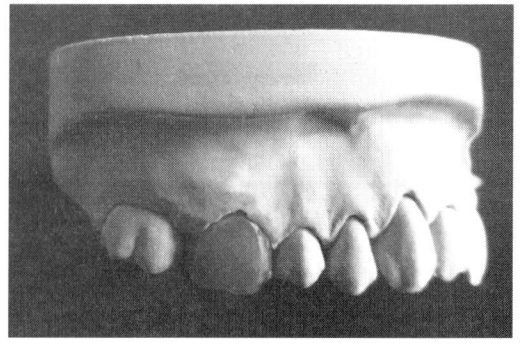
图 3-32　形成𬌗楔状隙和邻间隙后颊面观

确定牙冠解剖标志

根据牙尖交错𬌗的标志，并参照对侧上下颌同名牙咬合关系，确定上颌第一磨牙近远中颊尖、近远中舌尖、颊沟、近中沟及远中舌沟的位置，并以此为准雕刻冠部形态（图 3-33）。

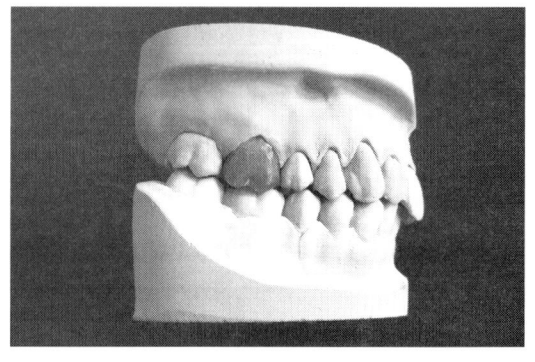
图 3-33　确定牙冠解剖标志后

初步雕刻蜡牙冠形态

根据确定的牙冠解剖标志，参照对侧同名牙的颊、舌面解剖形态，初步形成蜡牙冠形态；然后取下蜡牙冠修整邻面，再重新插回蜡牙冠，检查邻间隙。

完成蜡牙冠雕刻

参照对侧同名牙形态精细雕刻牙冠外形，形成适当的楔状隙、邻间隙及良好的咬合关系。仔细检查符合要求后，用酒精喷灯喷光蜡牙冠表面或用棉花擦光表面（图3-34～图3-36）。

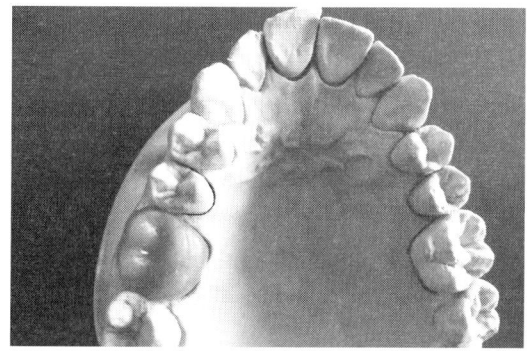

图3-34 蜡牙冠完成后𬌗面观

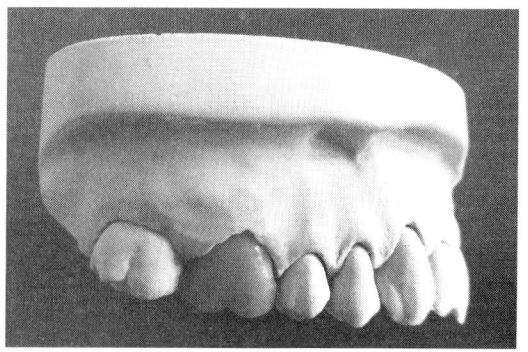

图3-35 蜡牙冠完成后颊面观

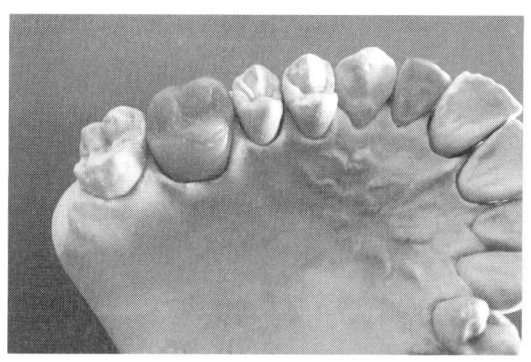

图3-36 蜡牙冠完成后舌面观

修整完成

完成的蜡牙冠应具备的解剖特点如下。

◆ 颊面：呈梯形，冠宽大于冠长，𬌗缘长于颈缘；颊面自近中至远中向舌侧倾斜；近中颊尖略宽于远中颊尖，两尖之间有颊沟通过，长度不超过中1/3；外形高点位于颈1/3。

◆ 舌面：小于颊面，较圆突；近中舌尖宽于远中舌尖，远中舌沟由两舌尖之间通过，长度不超过拾1/3；外形高点位于中1/3。

◆ 拾面：呈颊舌径大于近远中径的斜方形，近中颊拾点角及远中舌拾点角为锐角，近中舌拾点角及远中颊拾点角为钝角，近中舌尖最大，远中舌尖最小；近中舌尖和远中颊尖三角嵴相连形成斜嵴；中央窝较大，约占拾面2/3，远中窝较小，约占拾面1/3；发育沟有颊沟、近中沟和远中舌沟。

▎操作后处理▎

将桌面及各种雕刻用品擦净，收纳好各种器材。

三、注意事项

（1）蜡牙冠的形态、位置要与对侧同名牙及整个牙列对称和协调。

（2）蜡牙冠颈部与石膏牙颈部断面要一致，不能暴露断面或有悬突。

（3）颊面自近中至远中向舌侧倾斜，颊面远中轴面角和舌面近中轴面角圆钝，应适当多去除一些蜡。

（4）上颌第一磨牙的舌尖为功能尖，应与下颌牙有良好的咬合接触关系。颊尖为非功能尖，应与邻牙形成协调的拾曲线。

（5）蜡牙冠近远中边缘嵴应与邻牙边缘嵴等高。

（6）雕刻过程中应保持桌面及各种工具清洁，雕刻下来的蜡碎屑不宜乱放，应放在指定位置。

◆ **考点提示**

上颌第一磨牙颊面呈梯形，冠宽大于冠长，拾缘长于颈缘。颊面自近中至远中向舌侧倾斜；近中颊尖略宽于远中颊尖，两尖之间有颊沟通过，长度不超过中1/3；外形高点位于颈1/3。舌面小于颊面，较圆突；近中舌尖宽于远中舌尖，远中舌沟由两舌尖之间通过，长度不超过拾1/3；外形高点位于中1/3。拾面呈颊舌径大于近远中径的斜方形，近中颊拾角及远中舌拾角为锐角，近中舌拾角及远中颊拾角为钝角，近中舌尖最大，远中舌尖最小；近中舌尖和远中颊尖三角嵴相连形成斜嵴；中央窝较大，远中窝较小；发育沟有颊沟、近中沟和远中舌沟。

思 考 题

1. 左右上颌第一磨牙牙冠第五牙尖通常位于(　　)

    A. 近中颊尖的颊侧　　　　　　　B. 远中颊尖的颊侧

    C. 近中舌尖的舌侧　　　　　　　D. 远中舌尖的颊侧

    E. 远中舌尖与颊尖之间

正确答案：C

答案解析：上颌第一磨牙第五牙尖的位置通常位于近中舌尖的舌侧。

2. 对于"解剖牙冠"的描述，下列哪个观点是正确的(　　)

    A. 显露于口腔的部分　　　　　　B. 牙体发挥咀嚼功能的部分

    C. 牙龈缘以上的部分　　　　　　D. 牙骨质覆盖的部分

    E. 牙釉质覆盖的部分

正确答案：E

答案解析：解剖牙冠是指牙釉质覆盖的部分；临床牙冠是指显露于口腔的部分。

3. 上颌第一磨牙牙尖的大小顺序为(　　)

    A. 近中舌尖＞远中舌尖＞远中颊尖＞近中颊尖

    B. 近中舌尖＞远中颊尖＞远中舌尖＞近中颊尖

    C. 近中舌尖＞近中颊尖＞远中颊尖＞远中舌尖

    D. 近中舌尖＞远中颊尖＞近中颊尖＞远中颊尖

    E. 远中颊尖＞近中颊尖＞近中舌尖＞远中舌尖

正确答案：C

答案解析：上颌第一磨牙牙尖从大到小为近中舌尖、近中颊尖、远中颊尖、远中舌尖。

4. 上颌第一磨牙最大的牙尖是(　　)

    A. 近中颊尖　　　B. 远中颊尖　　　C. 近中舌尖　　　D. 远中舌尖

    E. 远中尖

正确答案：C

答案解析：上颌第一磨牙牙尖从大到小为近中舌尖、近中颊尖、远中颊尖、远中舌尖。

5. 上颌第一磨牙接触区的位置是(　　)

    A. 近殆缘颊1/3处

    B. 近殆缘中1/3处

    C. 近殆缘舌1/3处

    D. 近中者在近殆缘偏颊侧，远中者在近殆缘中1/3处

E. 近中者在近殆缘中1/3处，远中者在近殆缘舌1/3处

正确答案：D

答案解析：上颌第一磨牙接触区的位置是近中者在近殆缘偏颊侧，远中者在近殆缘中1/3处。

第五节　下颌第一磨牙一倍蜡牙冠雕刻

◆ 知识要点

下颌第一磨牙的解剖特点如下。

为恒牙中萌出最早的牙，是下颌牙弓中体积最大的牙。

（1）颊面：倒梯形，牙冠宽度大于牙冠高度；近中缘长直，远中缘短而圆突；颊侧可见近中颊尖、远中颊尖及远中尖的半个牙尖，三者间由颊沟、远中颊沟分隔开，颊沟末端有点隙；外形高点位于颈1/3；殆缘较颈缘长，牙颈线大致水平，在近根分叉部有根间突起。

（2）舌面：牙冠外形为倒梯形；舌面可见近、远中舌尖，近中舌尖大于远中舌尖，较颊尖高耸锐利，二者由舌沟分隔开，舌沟末端无点隙；外形高点位于中1/3。

（3）邻面：呈四边形，颊尖低而钝舌尖高而锐，牙冠舌倾；近中面宽平而远中面窄小圆突；近、远中接触区均位于殆1/3偏颊侧。

（4）殆面：呈较复杂的长方形，近远中径长于颊舌径；近中边缘嵴较直，远中边缘嵴圆突；近中边缘嵴短，远中边缘嵴长；可见5个牙尖，近中舌尖＞远中舌尖＞近中颊尖＞远中颊尖＞远中尖；可见5条发育沟，颊沟、远中颊沟、舌沟、近中沟和远中沟；殆面有较大的中央窝及较小的近中窝与远中窝，中央窝最深，近中窝最浅。

（5）牙根：近、远中双根，扁而厚；根尖偏向远中，根干短但分叉大。

◆ 技术操作

一、学习要点

（1）通过下颌第一磨牙蜡牙冠的雕刻，加深对下颌第一磨牙牙冠形态及楔状隙与邻接点、覆殆与覆盖、咬合接触部位等概念的理解；熟练掌握下颌第一磨牙1∶1蜡牙冠解剖形态的雕刻方法。

（2）熟悉基托蜡的性能及使用方法；正确使用雕刻工具。

二、操作规程

（一）简易流程

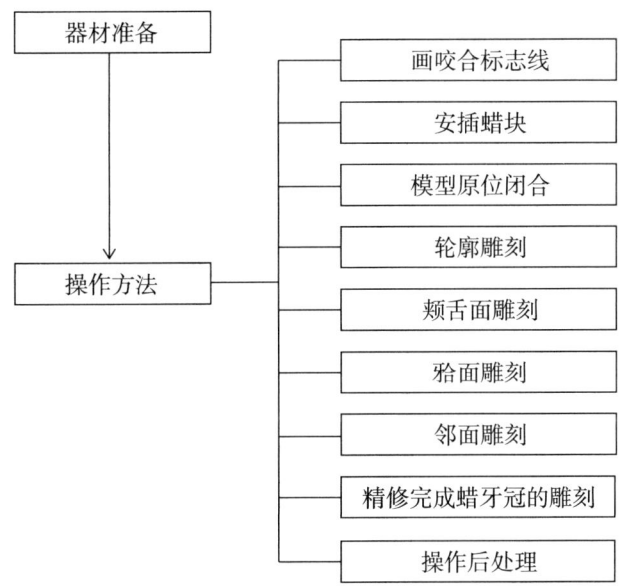

（二）分步流程

器材准备

1∶1全口石膏牙列模型、基托蜡、切削刀、雕刻刀、液状石蜡、酒精灯、红蓝铅笔、酒精喷灯、棉花等。

操作方法

画咬合标志线

使已预备好缺牙固位桩的上下颌模型处于牙尖交错𬌗，然后用红蓝铅笔分别在中线及两侧前磨牙处画咬合标志线，以便在操作过程中随时检查咬合关系（图3-37）。

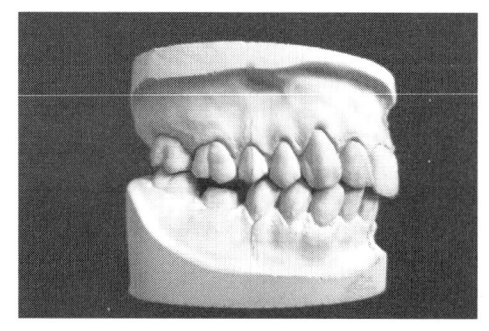

图 3-37 画咬合标志线

标准一倍右下颌第一磨牙
蜡牙冠雕刻

安插蜡块

取一基托蜡条在酒精灯上均匀烤软，捏成与缺牙区相似的蜡块插入缺隙内，使之与邻牙及固位桩颈部断面紧密接触（图 3-38）。

模型原位闭合

在对颌牙𬌗面涂液状石蜡，趁蜡尚软时，按模型上已画好的牙尖交错𬌗标志线，将上下颌模型对位咬紧。此时，下颌第一磨牙的𬌗面中央的较大凹陷（与上颌第一磨牙的近中舌尖相对应）为中央窝，与上颌第一磨牙的近中颊尖、远中颊尖相对应的是下颌第一磨牙颊沟及远颊沟，与上颌第一磨牙和第二磨牙之间的𬌗楔状隙相对应的是下颌第一磨牙的近中颊尖，与上颌第一磨牙的颊沟相对应的是下颌第一磨牙的远中颊尖（图 3-39）。

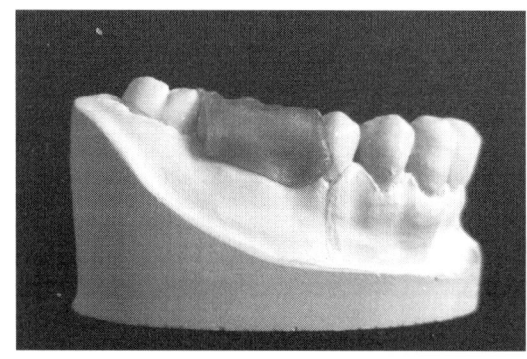

图 3-38 安插蜡块

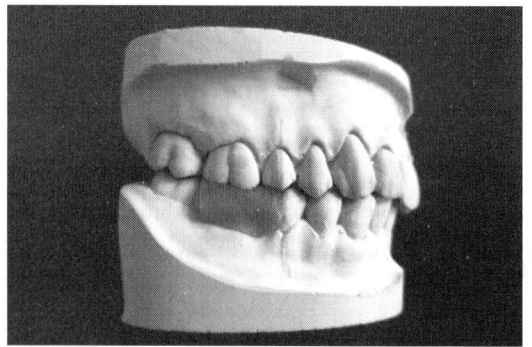

图 3-39 模型对位咬紧

轮廓雕刻

◆ 确定冠宽、冠厚及颊、舌楔状隙。先以缺隙的近远中径及龈乳头为界，削去多余的蜡，确定冠宽；再参照邻牙的颊、舌面外形高点及对侧同名牙冠厚，削去多余的蜡，确定冠厚（图3-40）；最后用雕刻刀初步形成颊、舌楔状隙（图3-41）。

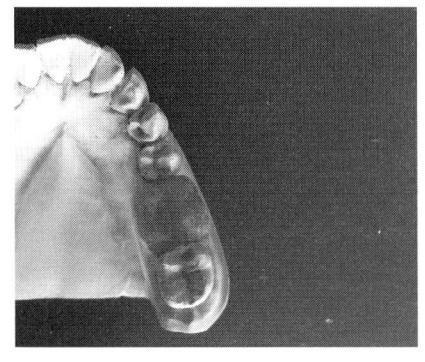

图3-40 确定冠宽、冠厚后𬌗面观

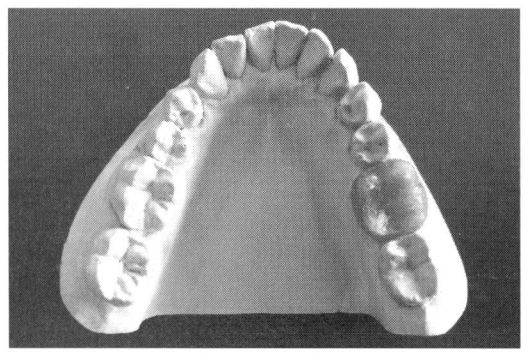

图3-41 形成颊、舌楔状隙后𬌗面观

◆ 确定冠长、𬌗楔状隙及邻间隙。以邻牙𬌗面牙尖顶水平为界，削去高出𬌗面牙尖顶以外的多余蜡，确定冠长（图3-42）。用雕刻刀初步形成颈缘、𬌗楔状隙及邻间隙（图3-43）。

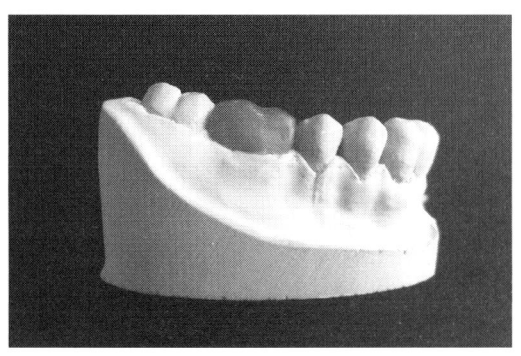

图3-42 确定冠长后颊面观

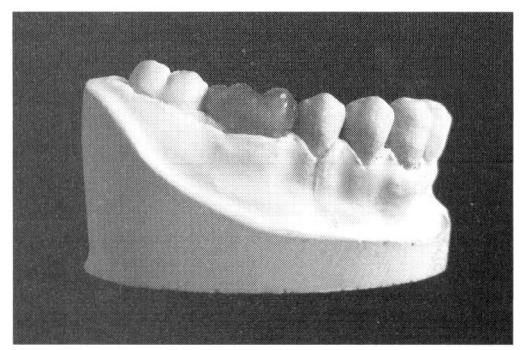

图3-43 形成𬌗楔状隙和邻间隙后颊面观

| 颊、舌面雕刻 |

根据牙尖交错𬌗的标志，并参照对侧上下颌同名牙咬合关系，确定下颌第一磨牙的近中颊尖、远中颊尖、远中尖、近中舌尖、远中舌尖、颊沟、舌沟、近中沟、远中沟及远颊沟的位置，并以此为准雕刻颊、舌面形态（图3-44）。

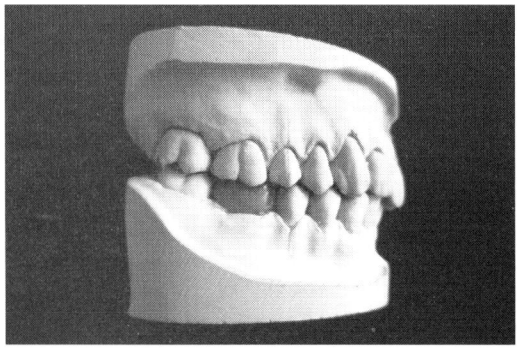

图3-44 颊、舌面雕刻后颊面观

𝑂面雕刻

雕刻刀面与水平面成45°角自近中颊尖沿三角嵴方向向𝑂面中央雕刻,形成近中颊尖的近舌斜面;采用同样的方法自近中舌尖三角嵴方向向𝑂面中央雕刻,形成近中舌尖的近颊斜面;再从近中边缘嵴所在位置斜向内下雕刻,三刀交会处形成近中点隙。同理雕刻近中颊尖的远舌斜面,远中颊尖的近舌斜面、远舌斜面,以及近中舌尖的远颊斜面和远中舌尖的近颊斜面、远颊斜面,形成中央窝和远中点隙,并形成中央沟。

邻面雕刻

取下蜡牙冠修整邻面,再重新插回蜡牙冠,检查邻间隙。

精修完成蜡牙冠的雕刻

参照对侧同名牙形态精细雕刻牙冠外形,形成适当的楔状隙、邻间隙及良好的咬合关系。仔细检查符合要求后,用酒精喷灯喷光蜡牙冠表面或用棉花擦光表面,最后检查咬合关系。应注意下颌第一磨牙的颊尖为功能尖,与上颌牙有良好的接触关系,舌尖为非功能尖,与邻牙形成协调的𝑂曲线(图3-45~图3-47)。

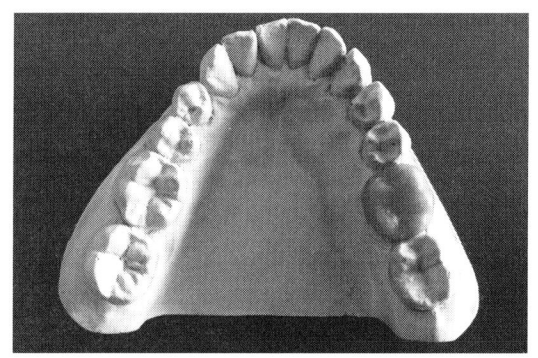

图3-45 蜡牙冠完成后𝑂面观

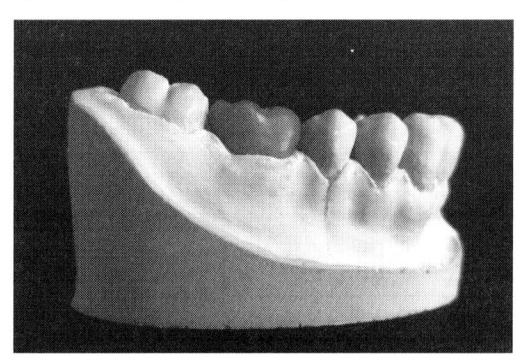

图3-46 蜡牙冠完成后颊面观

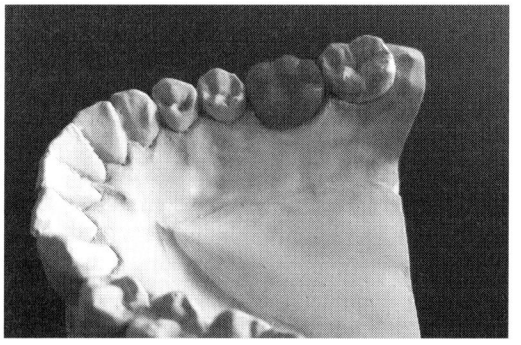

图3-47 蜡牙冠完成后舌面观

操作后处理

将桌面及各种雕刻用品擦净,收纳好各种器材。

三、注意事项

（1）蜡牙冠的形态、位置要与对侧同名牙及整个牙列对称和协调。

（2）蜡牙冠颈部与石膏牙颈部断面要一致，不能暴露断面或有悬突。

（3）邻面接触区的位置形态应正确，要有适当的楔状隙及邻间隙。

（4）下颌第一磨牙的颊尖为功能尖，应与上颌牙有良好的咬合接触关系。舌尖为非功能尖，应与邻牙形成协调的𬌗曲线。

（5）蜡牙冠近远中边缘嵴应与邻牙边缘嵴等高。

（6）雕刻过程中应保持桌面及各种工具清洁，雕刻下来的蜡碎屑不宜乱放，应放在指定位置。

◆ 链　接

> （1）上、下颌第一磨牙的位置关系对建立正常咬合关系起重要作用。
>
> （2）下颌第一磨牙萌出最早，𬌗面形态复杂，窝、沟、点隙多，自洁作用差，易患龋齿，充填或修复时要注意正确恢复𬌗面形态。
>
> （3）下颌第一磨牙离下颌神经管近，拔牙时应注意下颌第一磨牙与下颌神经管的位置关系。断根拔除时不宜用压力，以免损伤下牙槽神经和血管。
>
> （4）下颌第一磨牙与下颌第二乳磨牙形态相似，位置临近，替牙𬌗时期同时存在于口腔中，容易误认，拔第二乳磨牙时应注意鉴别。

◆ 考点提示

下颌第一磨牙颊面呈倒梯形，牙冠宽度大于牙冠高度；近中缘长直，远中缘短而圆突；颊侧牙尖、沟分布得当；外形高点位于颈1/3；𬌗缘较颈缘长，牙颈线大致水平，在近根分叉部有根间突起。舌面牙冠外形为倒梯形，舌尖较颊尖高耸锐利，近中舌尖大于远中舌尖，舌沟偏向远中位置，舌侧牙颈线较平；外形高点位于中1/3。𬌗面呈较复杂的长方形，近中颊侧角为锐角，远中颊侧角为钝角；近中舌尖最大，远中尖最小；近中边缘嵴较直，远中边缘嵴圆突；近中边缘嵴短，远中边缘嵴长；𬌗面有5条发育沟，中央窝较大，近中窝及远中窝较小。

◆ 思考题

1. 下颌第一磨牙𬌗面形态呈（　　）

A. 斜方形　　　　B. 圆形　　　　C. 方形　　　　D. 椭圆形

E. 长方形

正确答案：E

答案解析：基本知识点，下颌第一磨牙𬌗面呈较复杂的长方形，与上颌磨牙的斜方形相鉴别。

2. 下颌第一磨牙最小的牙尖是（　　）

A. 近中颊尖　　　B. 远中尖　　　C. 远中颊尖　　　D. 近中舌尖

E. 远中舌尖

正确答案：B

答案解析：下颌第一磨牙颊侧3个牙尖，𬌗面观5个牙尖，近中舌尖＞远中舌尖＞近中颊尖＞远中颊尖＞远中尖。

3. 下颌第一磨牙的特点是（　　）

A. 𬌗面长方形，有5条发育沟　　　B. 舌面外形高点在𬌗1/3处

C. 邻面外形高点在颈1/3处　　　　D. 颊面似长方形，有2个牙尖

E. 有2个颊根1个舌根，共3个牙根

正确答案：A

答案解析：基本知识点，下颌第一磨牙舌面外形高点在中1/3处，邻面外形高点在近𬌗缘偏颊侧，颊面有2个颊尖和远中尖，有近、远中2个牙根。

4. 下颌第一磨牙𬌗面的发育沟为（　　）

A. 颊沟、近中沟、远中沟

B. 颊沟、舌沟、近中沟、远中沟

C. 颊沟、舌沟、近中沟、远中沟、远中沟

D. 颊沟、舌沟、近中沟、远中沟、远中颊沟

E. 颊沟、舌沟、中央沟

正确答案：D

答案解析：基本知识点，下颌第一磨牙有颊沟、远中颊沟、舌沟、近中沟、远中沟5条发育沟。

5. 下述上颌第一磨牙牙根的名称中哪一组是正确的（　　）

A. 近中颊根、近中舌根、远中根　　　B. 近中根、远中颊根、远中舌根

C. 近中根、远中根　　　　　　　　　D. 近中颊根、远中颊根、舌根

E. 近中舌根、远中舌根、颊根

正确答案：C

答案解析：下颌第一磨牙有近、远中2个牙根。

实训四

髓腔形态观察

任务引领

牙髓腔位于牙体内部，其完整的立体形态不易观察且较为抽象，学生掌握起来比较困难。在临床工作中，例如，备洞或制作嵌体针道时，牙体预备或桩冠修复的根管预备，根管治疗中的开髓、拔髓、根管预备及根管充填等，如操作不当会导致各种并发症，影响治疗效果。此外，髓腔的一些增龄性变化特点也会直接影响口腔疾病的治疗效果，了解这些改变就能针对不同年龄的患者选择不同的治疗方案。因此，掌握牙髓腔的解剖形态是口腔治疗的基础，作为口腔医师必须熟悉每个牙的髓腔形态、根管数目、根管口的位置、根管的弯曲程度和方向、髓腔可能发生变异的情况以及根管与牙周组织间的关系等，这些对正确进行牙体、牙髓和牙周疾病的治疗有着重要的指导意义。

知识要点

髓腔包括髓室及根管系统（图4－1）。

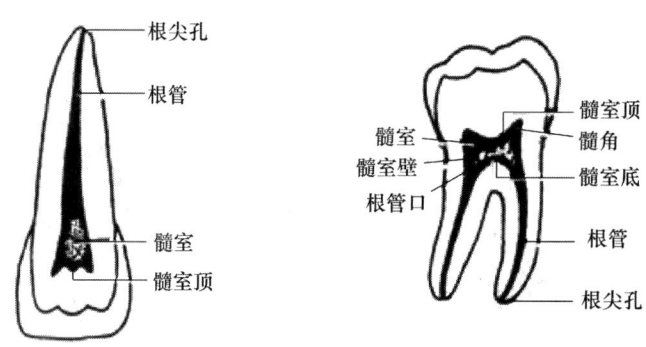

图4－1　髓腔各部位名称

（1）髓室：是髓腔中较宽阔的部分，位于牙冠及牙根颈部内，其立体形态与相应的牙冠外形相似。每个牙体内仅有1个髓室。前牙髓室与根管无明显界限，后牙髓室分髓室顶、底和周围4壁。靠近咬𬌗方为髓室顶，靠近根管口为髓室底，两者之间的距离称髓室高度。

（2）髓角：为髓室突入牙尖的部位，其形状位置与牙尖的高度相似，髓角与𬌗面的距离因年龄而变异大，乳牙与刚萌出的新恒牙髓室大、髓角高，而老年人随着增龄变化髓腔变小、变窄，髓角也变低，临床上有时也出现闭锁性髓室。

（3）根管口：是髓室底上髓室与根管的移行处。

（4）根管系统：是指根管口以下至根尖孔部分的空腔。由于每个牙齿的牙根形态各不相同，而其根管之间形态也不相同。髓腔内除髓室外的管道部分，由根管与其细小分支及发自髓室底至根分叉处的细小管道共同构成。包括根管、管间吻合、根管侧支、根尖分叉、根尖分支及副根管。

（5）根尖孔：根管在牙根表面的开口，是牙髓与牙周组织的唯一通道，开口不一定在根尖，可能位于根尖顶的舌侧或颊侧，年轻恒牙根尖孔呈喇叭口状。

技术操作

一、学习要点

（1）通过对髓腔标本的形态观察，以及髓腔的形态描绘，了解不同牙齿髓腔的特点。

（2）能够掌握髓腔的解剖标志、形态特点、增龄变化及病理变化，为临床实践打好基础。

二、操作规程

（一）简易流程

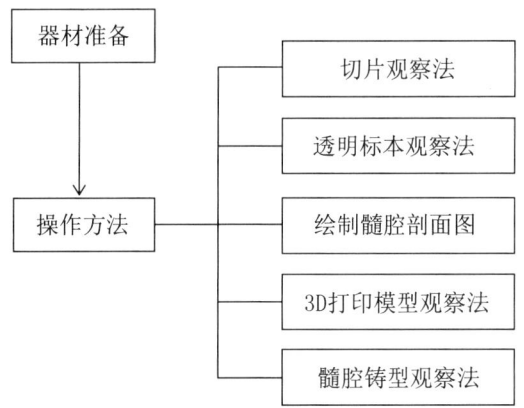

（二）分步流程

器材准备

离体牙标本、离体牙髓腔剖面标本、髓腔铸型标本、透明牙标本、牙科3D打印模型。

操作方法

切片观察法

将牙体分别从颊舌向、近远中向和水平向剖开，以显示髓腔的位置、大小及与牙体外形的关系。该方法简便易行，但只能显示特定切面的髓腔形态，不能观察髓腔的全貌，且在剖开的过程中牙体会有一定的损耗，影响髓腔的观察。以下展示几个典型牙齿的剖面观（图4-2~图4-11）。

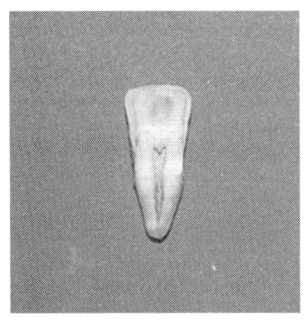

图4-2　左上颌恒中切牙正中近远向剖面观

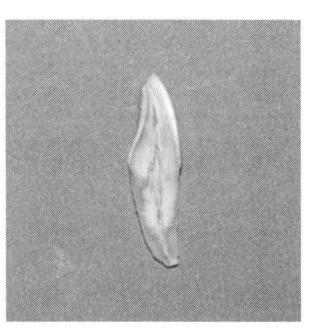

图4-3　右上颌恒中切牙正中唇舌向剖面观

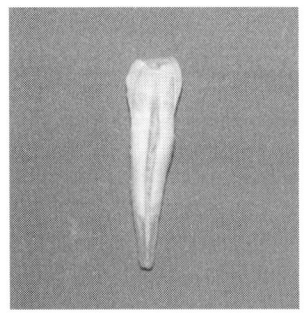

图4-4　左上颌恒尖牙正中近远向剖面观

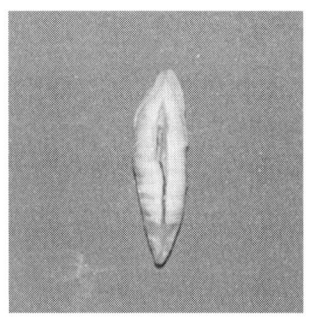

图4-5　左上颌恒尖牙正中颊舌向剖面观

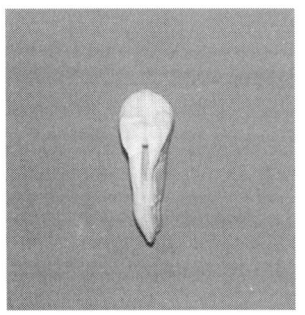

图4-6　右上颌第一前磨牙通过腭根近远中向剖面观

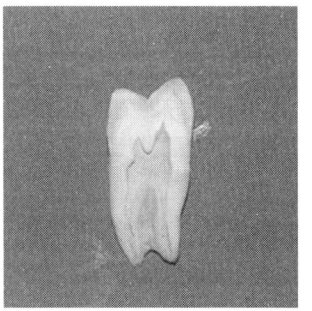

图4-7　右上颌第一前磨牙正中颊舌向剖面观

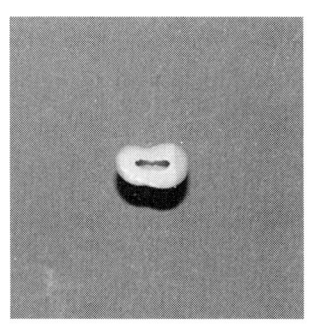

图 4-8　右上颌第一前磨牙通过牙颈部水平面观

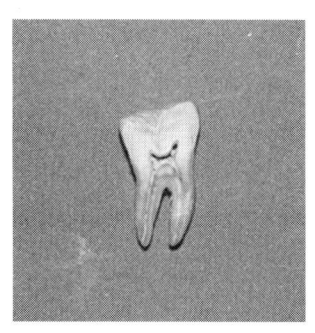

图 4-9　左下颌第一恒磨牙正中近远向剖面观

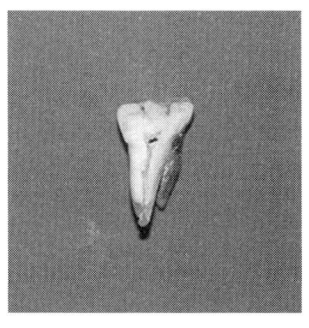

图 4-10　右上颌第一恒磨牙通过腭根近远中向剖面观

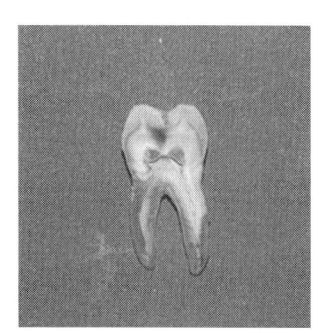

图 4-11　左上颌第一恒磨牙颊腭向剖面观

透明标本观察法

先在离体牙根尖或牙冠某处钻一小孔，向髓腔内注入树脂或其他染料，用5%硝酸或盐酸脱钙5~6天，用水冲洗后进行酒精梯度脱水，浸入二甲苯溶液中，最后将离体牙放入与牙本质有机质具有相同屈光率的介质中（如松节油或冬绿油等）使牙体透明。这样就可以通过透明的牙体标本观察到髓腔的全貌，并能将髓腔形态与牙体外形结合起来进行比较，有较强的立体感。缺点是牙体组织经过强酸脱钙后会有一定程度的萎缩（图4-12~图4-29）。

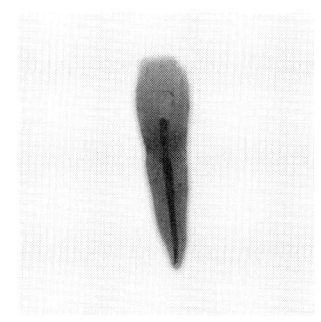

图 4-12　左上颌恒中切牙透明标本唇面观

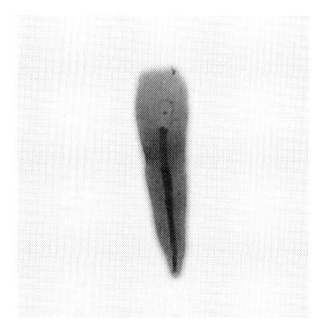

图 4-13　右上颌恒中切牙透明标本舌面观

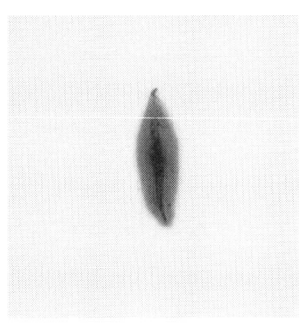
图4-14 右下颌恒侧切牙透明标本近中面观

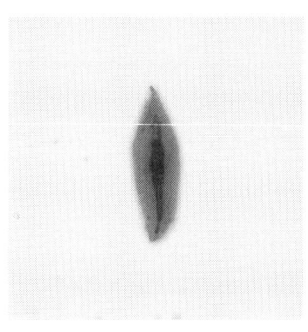
图4-15 右下颌恒侧切牙透明标本远中面观

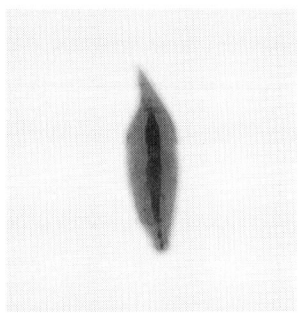
图4-16 左下颌恒侧切牙透明标本近中面观

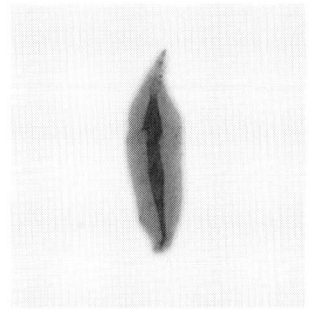
图4-17 左下颌恒侧切牙透明标本远中面观

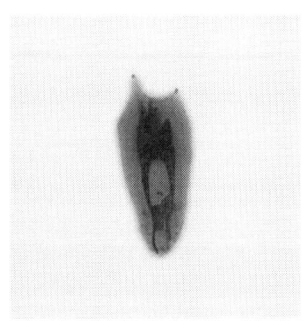
图4-18 左上颌第一前磨牙透明标本近中面观

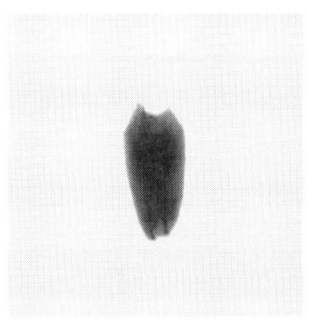
图4-19 左上颌第二前磨牙透明标本近中面观

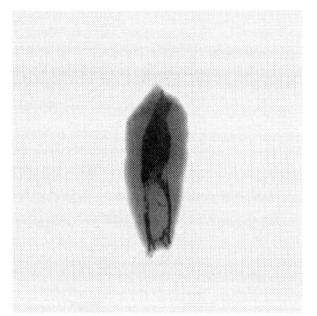
图4-20 左下颌第一前磨牙透明标本远中面观

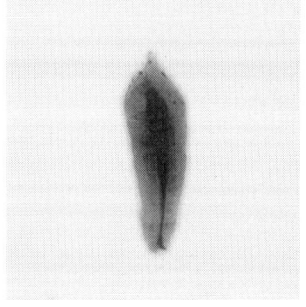
图4-21 左下颌第二前磨牙透明标本近中面观

实训四
髓腔形态观察

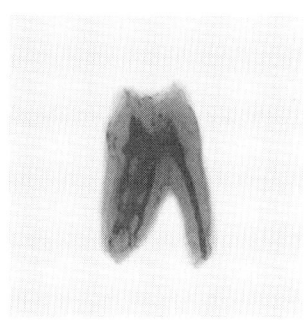 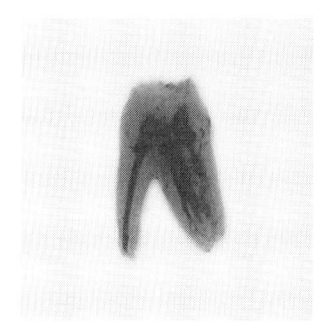

图4-22　右上颌第一恒磨牙透明标本近中面观　　图4-23　右上颌第一恒磨牙透明标本远中面观

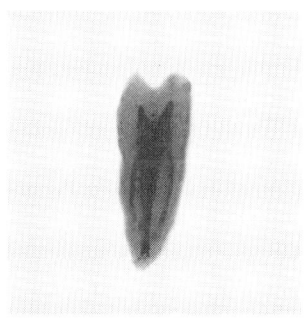 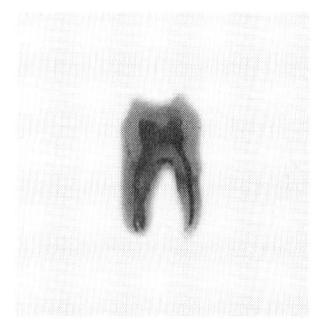

图4-24　右上颌第一恒磨牙透明标本腭面观　　图4-25　左上颌第二恒磨牙透明标本近中面观

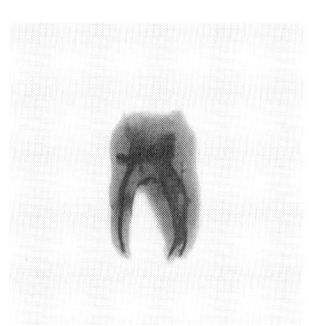 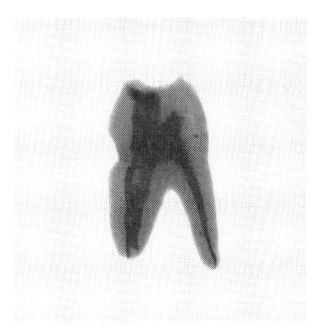

图4-26　左上颌第二恒磨牙透明标本远中面观　　图4-27　左上颌第一恒磨牙透明标本近中面观

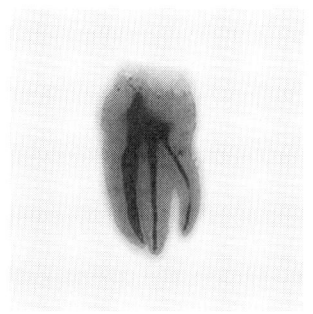 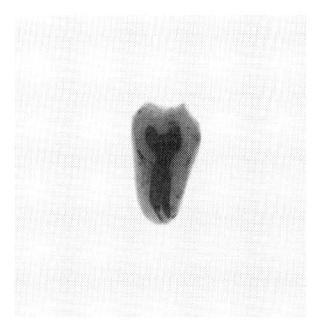

图4-28　左下颌第一恒磨牙透明标本颊面观　　图4-29　左下颌第一恒磨牙透明标本近中面观

83

绘制髓腔剖面图

根据前几节课所学的牙体外形描绘方法，绘出牙体唇（颊）面形态。仔细观察标本中近远中剖面的髓腔形态特点，根据髓腔与牙体外形的关系，绘制出常见牙体髓腔的近远中、唇（颊）舌向剖面形态及颈部横断面的形态。

◆ 上颌前牙髓腔形态：上颌前牙髓腔较大，髓室和根管之间没有明显界限，多为单根管（图4-30~图4-32）。

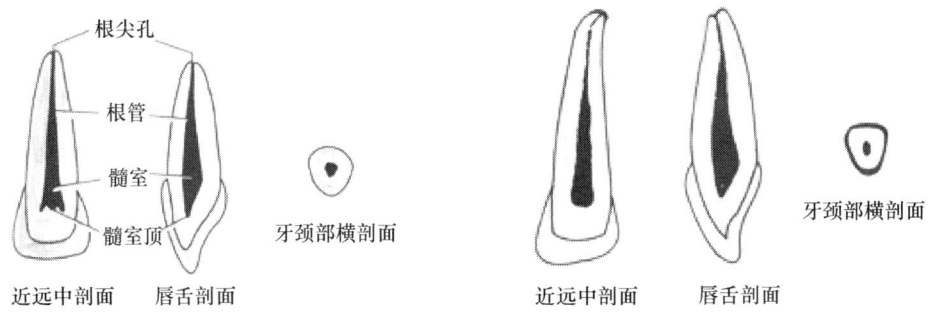

图4-30 上颌中切牙髓腔形态　　　　图4-31 上颌侧切牙髓腔形态

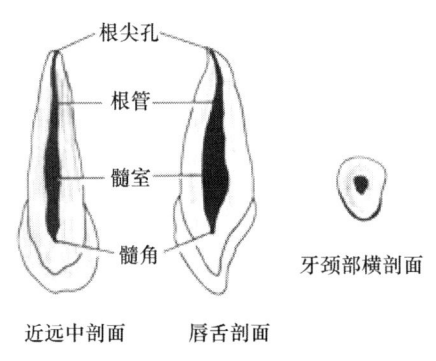

图4-32 上颌尖牙髓腔形态

◆ 下颌前牙髓腔形态：下颌前牙髓腔较小，髓室和根管间也没有明显界限，多为单根管（图4-33~图4-35）。

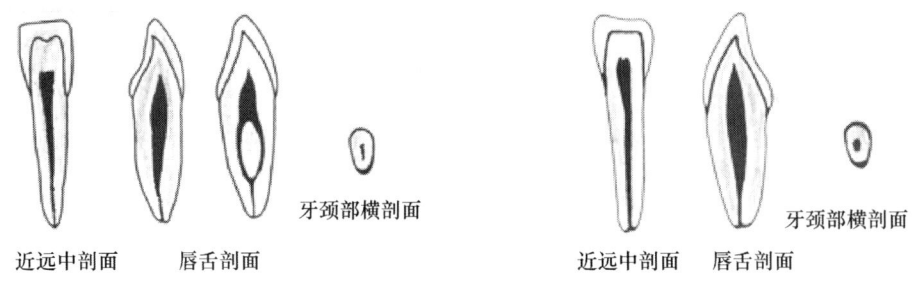

图4-33 下颌中切牙髓腔形态　　　　图4-34 下颌侧切牙髓腔形态

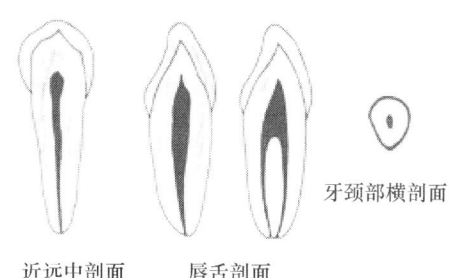

近远中剖面　　唇舌剖面　　牙颈部横剖面

图 4 - 35　下颌尖牙髓腔形态

◆ 上颌第一前磨牙髓腔形态：上颌第一前磨牙87%为双根管，其次为单根管，根尖1/3常有弯曲，49.5%有侧支根管（图4-36）。

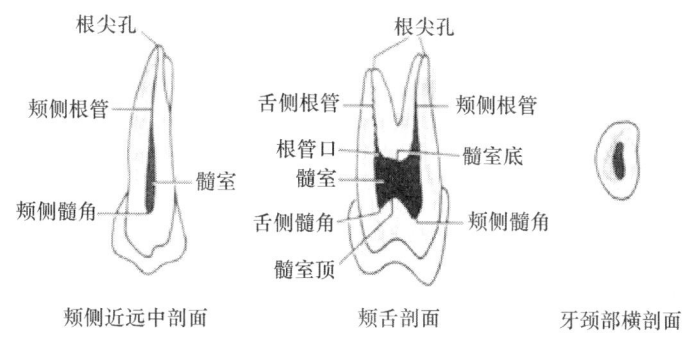

颊侧近远中剖面　　颊舌剖面　　牙颈部横剖面

图 4 - 36　上颌第一前磨牙髓腔形态

◆ 上颌第二前磨牙髓腔形态：上颌第二前磨牙多为单根管，在临床上也可见相邻两颗上颌前磨牙均为双根管的情况，根尖1/3多在远中弯曲，侧支根管发生率约59.5%（图4-37）。

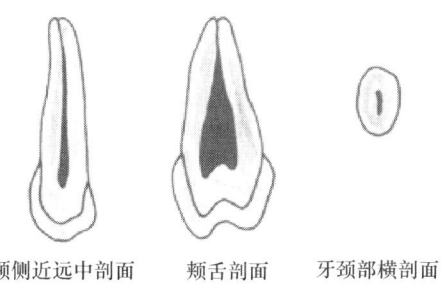

颊侧近远中剖面　　颊舌剖面　　牙颈部横剖面

图 4 - 37　上颌第二前磨牙髓腔形态

◆ 下颌前磨牙髓腔形态：下颌前磨牙髓腔稍小于相对上颌牙，多为单根牙，髓腔与根管的分界不清，根管口大且呈椭圆形。它们的侧支根管发生率在45%左右（图4-38、图4-39）。

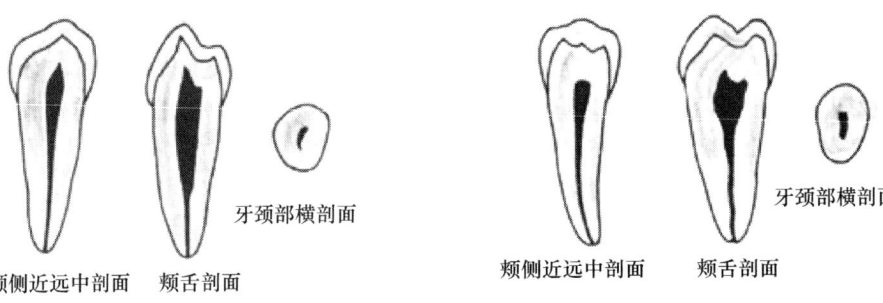

图 4-38　下颌第一前磨牙髓腔形态　　　　图 4-39　下颌第二前磨牙髓腔形态

◆ 上颌第一磨牙髓腔形态：上颌第一磨牙通常为 3 个牙根和 3 个根管，近来一些资料表明，上颌第一磨牙存在 4 个根管的比例大于 60%，上颌第一磨牙存在 1 个腭根管、2~3 个颊根管，其中腭根管最长，近颊根管口位于髓室底的最颊侧，弯曲且较细、变异多。侧支根管发生率为 45%，根分叉处副根管的发生率为 18%（图 4-40）。

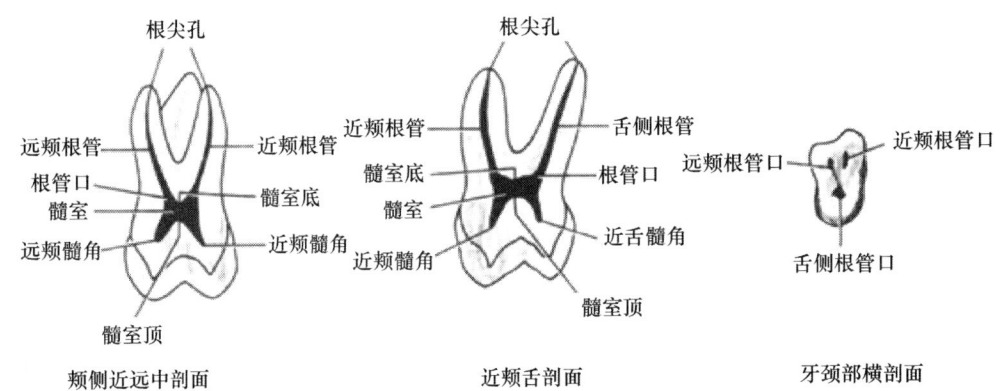

图 4-40　上颌第一磨牙髓腔形态

◆ 上颌第二、第三磨牙髓腔形态：上颌第二磨牙与上颌第一磨牙相似，多为 3 个根管，较直、细，有时颊根可发生融合，偶尔可见双腭根管。上颌第三磨牙牙根多合并成一锥形根，但根的数目和形态变异很大（图 4-41、图 4-42）。

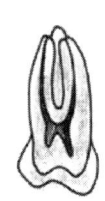 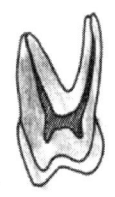 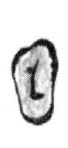 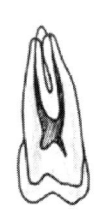 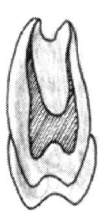 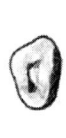

颊侧近远中剖面　近中颊舌剖面　牙颈部横剖面　　　颊侧近远中剖面　近中颊舌剖面　牙颈部横剖面

图 4-41　上颌第二磨牙髓腔形态　　　　图 4-42　上颌第三磨牙髓腔形态

◆ 下颌第一磨牙髓腔形态：下颌第一磨牙通常为双根或3个根管，即近中2个根管，远中1个根管，远中根管粗大呈椭圆形，远中有时也可出现2个根管，近频根较其他根弯曲明显（图4-43）。

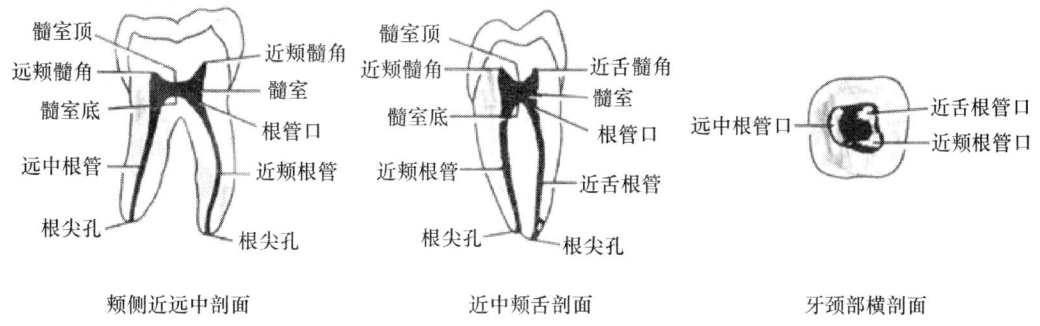

图4-43 下颌第一磨牙髓腔形态

◆ 下颌第二磨牙髓腔形态：下颌第二磨牙与下颌第一磨牙相似，但牙冠较短，牙根较长。通常有3个根管，即近中2个、远中1个。有时呈C形根管：近远中根在颊侧融合，根管也在颊侧连通，出现2个甚至1个根管，有些根管断面呈C形，有些又呈分号形，有些断面仅呈点状（图4-44）。

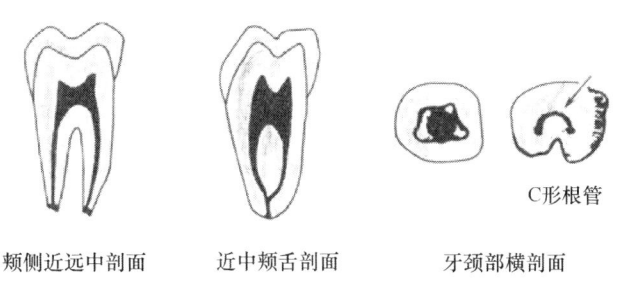

图4-44 下颌第二磨牙髓腔形态

◆ 上下颌乳牙髓腔形态：乳牙髓腔大、髓腔壁薄、髓角又高，在制备洞形时，应注意保护牙髓，防止穿髓和穿出侧壁。乳牙根在替牙前三四年即开始吸收，治疗时勿将吸收穿透的髓室底误认为是根管口（图4-45）。

3D打印模型观察法

是一种新兴的观察方法，随着科技的不断进步，将牙体及其髓腔形态通过计算机3D技术打印出来，是更为理想的观察方法。该方法的优点是制作出的髓腔模型真实度高，便于观察，利于保存，可以根据观察需求在计算机上实现各种层面、各种角度、各种大小的制作。缺点是在制作过程中由于设备的精细度及操作人员的专业水平差异，会产生一点误差（图4-46、图4-47）。

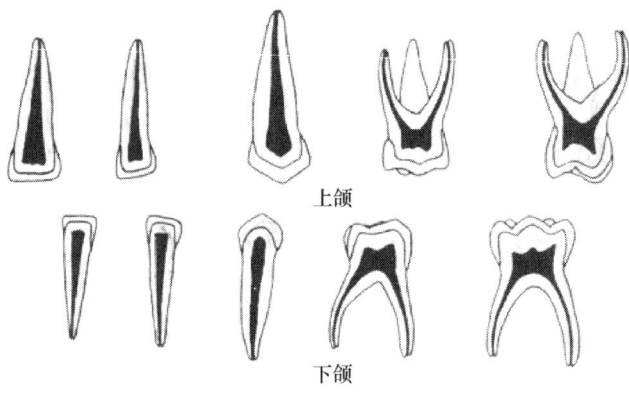

图4-45 乳牙髓腔形态

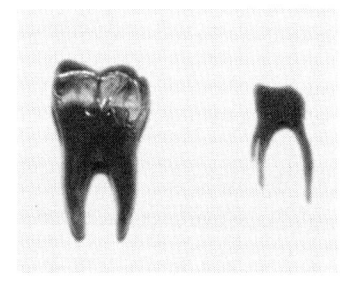

图4-46 左下颌第一恒磨牙及髓腔形态3D打印模型

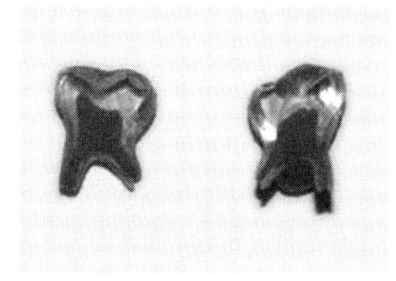

图4-47 左上颌第一乳磨牙颊腭剖面观3D打印模型

| 髓腔铸型观察法 |

牙髓组织去除后，将塑型剂灌注入牙髓腔内，通过塑型剂的流动充满牙髓腔的所有管道，当除去塑型剂周围的牙体硬组织后，原有髓腔空间则被塑型剂印模展示，观察到的髓腔形态更有立体效果。该方法优点是能观察髓腔全貌，缺点是不能了解牙体外形与髓腔的关系。

三、注意事项

（1）观察时结合髓腔与牙体外形的关系，通过剖面观逐步建立髓腔的整体形态。

（2）仔细观察髓腔各部形态的位置关系，如髓角的高低、髓室顶与髓室底的位置等。

（3）熟悉不同牙齿根管系统的特点。

链接

牙科3D打印机

现阶段在医疗行业中3D打印机被更多的研究者、医师所接受。3D打印机不仅可以用于创建工具、假体、牙科植入物等实用型模型，它甚至还可以用于生物3D打印人体的细胞、骨骼等内部生物组织。目前，3D打印机在牙科领域已逐渐推广应用。

牙科行业的专业人员可以自行开展口腔扫描和CAD三维模型设计工作。然后，他们可以使用桌面级3D打印机或3D打印服务进行3D打印模型制作（图4-48）。牙科行业的发展前景非常广泛，已研发了专门用于牙科工作的3D打印机和3D扫描仪等新型设备。这些3D打印设备被广泛应用于3D打印牙模、正畸矫治器或3D打印植入物和牙冠等（图4-49）。

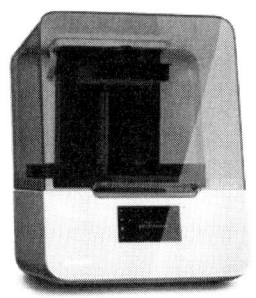 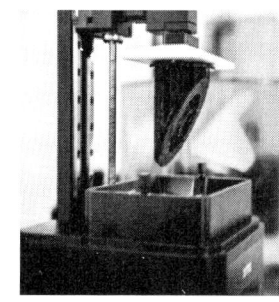

图4-48 牙科3D打印机

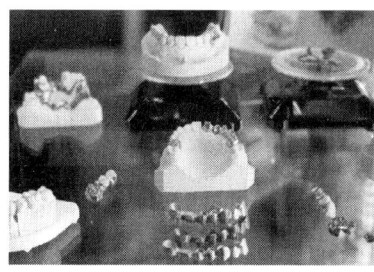 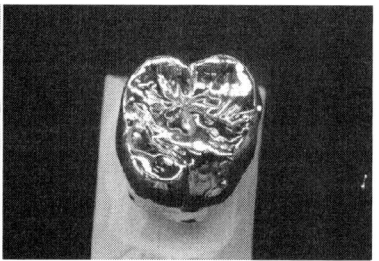

图4-49 牙科3D打印模型

牙科3D打印能够个性化地满足不同患者的需求，比如3D打印牙齿、牙模等。每个人都有自己独特的牙型，因此，通常植入物必须与患者的牙齿形态完全匹配。有了3D打印机后，医务人员可以精准地获得患者牙床的3D打印模型，为其提供完美的定制化解决方案。同时，它也是一种既节省成本又省时的方法。例如，如果您的3D打印牙齿不适合，您只需修改3D建模设计图纸即可。

牙科3D打印技术是现代牙科整形技术革新的关键，是牙科行业的又一次革命，其未来前景十分光明。

考点提示

牙体髓腔特点是考试的一个考点，需掌握记忆不同牙的髓腔的基本特点。第二个考点是了解乳牙及恒牙髓腔的不同特点及牙髓腔的增龄变化。第三个考点是注意区分根管系统的名词概念，需要理解后记忆。

思 考 题

1. "根管侧支"是指（　　）

    A. 相邻根管间的交通支

    B. 根管在根尖分出的细小分支

    C. 发自髓室底至根分叉处的细小管道

    D. 发自根管的细小分支，常与根管呈直角发出，贯穿牙本质和牙骨质达牙周膜

    E. 根管在根尖部分散成两个或多个细小分支

正确答案：D

答案解析：考查根管侧支的概念。A选项为管间吻合的概念，B选项为根尖分支的概念，C选项为副根管的概念，E选项为根尖分叉的概念。

2. 根尖孔的位置多位于(　　)

    A. 根尖顶　　　　B. 根尖唇侧　　　　C. 根尖舌侧　　　　D. 根尖近中侧

    E. 根尖远中侧

正确答案：A

答案解析：该题目考查的是根尖孔的概念及对根管解剖位置的记忆。根尖孔虽可能位于根尖顶的舌侧或颊侧，但大多数位于根尖顶。

3. 上颌第一磨牙哪个髓角最高(　　)

    A. 近中舌侧　　　B. 远中舌侧　　　　C. 近中颊侧　　　　D. 远中颊侧

    E. 第五牙尖

正确答案：C

答案解析：该题目考查的是对上颌第一磨牙解剖特点的记忆和理解。这些特征是与牙

体形态相对而言的。

4. 哪个牙常出现"C"形根管(　　)

　　A. 上颌第一磨牙　　　　　　　B. 下颌第一磨牙

　　C. 上颌第三磨牙　　　　　　　D. 下颌第二磨牙

　　E. 下颌第三磨牙

正确答案：D

答案解析：该题目考查的是对典型髓腔特点的掌握。下颌第二磨牙与下颌第一磨牙相似，但牙冠较短，牙根较长。通常有3个根管即近中2个、远中1个。有时呈C形根管：近远中根在颊侧融合，根管也在颊侧连通，出现2个甚至1个根管，有些根管断面呈C形，有些又呈分号形，有些断面仅呈点状。

5. 以下牙髓解剖生理特点中，哪一项是不正确的(　　)

　　A. 牙髓腔除根尖孔以外，皆被牙本质壁所包围

　　B. 牙髓腔由髓室、根管口、根管、根尖孔组成

　　C. 牙髓血液供应主要来自由根尖孔进入的牙髓小动脉

　　D. 牙髓腔还通过根管的侧支或副根管和副孔与根周组织相连

　　E. 牙髓组织发炎时，较多侧支循环形成，以缓解髓腔内压力

正确答案：E

答案解析：该题目考查的是对牙髓腔组成及定义的掌握，而掌握牙髓腔的解剖形态是口腔牙体疾病诊断和治疗的基础。牙髓组织发炎时，无侧支循环形成，髓腔内压力增大而出现明显疼痛。

实训五

上、下颌骨及颞下颌关节标本与模型观察

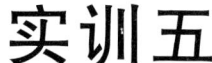
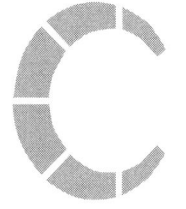

◆ 任务引领

口腔的一个重要生理功能就是对食物进行机械加工，也就是咀嚼。咀嚼并不是单纯地由牙齿来完成，而是在神经系统的支配下，通过咀嚼肌的收缩，使颞下颌关节、下颌骨、牙及牙周组织产生节律性运动。其中，上、下颌骨作为牙齿的载体和固位装置，在咀嚼过程中承担着重要的作用。颞下颌关节作为咀嚼运动的动力枢纽，它的主要功能是承载咬合时咀嚼肌收缩产生的负荷，支持灵活多变的下颌运动。由于颞下颌关节形态复杂，运动多样，颞下颌关节紊乱病（TMD）也被称为口腔疾病中的"疑难杂症"。因此，牢固掌握上、下颌骨和关节的形态特点，可以为今后的口腔临床疾病诊治打下良好的基础。

◆ 知识要点

（1）上颌骨是面中部最大的骨结构，位于颜面中部，左右各一，相互对称。解剖形态不规则，大致可分为一体和四突。一体即上颌体，分为前、后、上、内四面，中央有上颌窦。上颌骨的四突分别称为额突、颧突、腭突和牙槽突。

（2）下颌骨是颌面骨中最坚实和唯一能活动的骨，位于面部下1/3。分为下颌体（水平部）和下颌支（垂直部），体与支的交接处称为下颌角。下颌体呈弓形，有内外两面、牙槽突和下颌体下缘。下颌支又称下颌升支，为一几乎垂直的长方形骨板，分为内外两面、喙突、髁突及上、下、前、后四缘。

（3）颞下颌关节是颌面部唯一的左右双侧联动关节，具有一定的稳定性和多方向的活动性。颞下颌关节由下颌骨髁突、颞骨关节面、居于两者之间的关节盘、关节周围的关节囊和关节囊外韧带组成。

◆ 技术操作

一、学习要点

（1）掌握上、下颌骨的外形、结构特点，了解其临床意义。
（2）掌握颞下颌关节的组成、各部分的结构特点以及主要功能。

二、操作规程

（一）简易流程

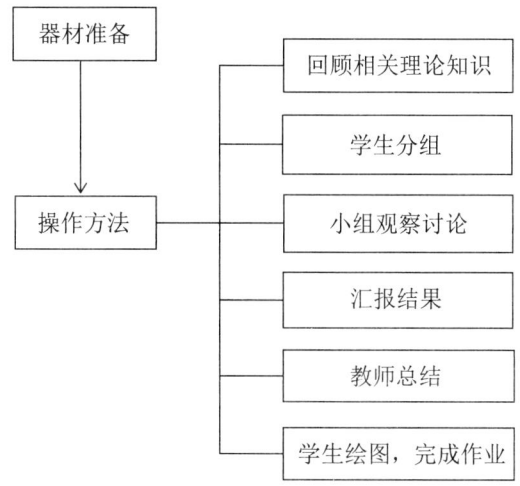

（二）分步流程

器材准备

- 上颌骨、下颌骨以及颞下颌关节的尸体标本和模型。
- 相关图谱或照片。
- 铅笔、绘图纸、橡皮等。

操作方法

回顾相关理论知识

教师和学生共同回顾上颌骨、下颌骨和颞下颌关节的形态，教师提出问题请学生回答。

问题：找出尸体标本和模型中的上颌骨、下颌骨和颞下颌关节，并说明如何分辨三者。

学生分组

教师将学生分组，每4~6人为一小组。学生以小组为单位，按照教师的指引观察尸体标本和模型，小组讨论，准备笔和纸张记录观察和讨论结果。

小组观察讨论

◆ 学生分小组观察上颌骨的形态结构，理解其临床意义。观察上颌体的4个面、上颌窦的位置，观察上颌骨额突、颧突、腭突、牙槽突的位置，观察眶下孔、眶下缘、眶下裂、眶下管、尖牙窝、颧牙槽嵴、上颌结节、后上牙槽孔、翼腭管、腭大孔、切牙孔、切牙管、腭中缝、牙槽嵴、牙槽间隔、牙根间隔的位置。

◆ 学生分小组观察下颌骨的形态结构，理解其临床意义。观察外斜线、颏孔、上颏棘、下颏棘、二腹肌窝、内斜线、舌下腺凹、下颌下腺凹、咬肌粗隆、下颌角、翼肌粗隆、下颌孔、下颌小舌、喙突、髁突及前后斜面、髁状突颈部、关节翼肌窝、下颌切迹、下颌隆凸、磨牙后三角的位置。观察下颌管的位置及走行；观察下颌骨薄弱部位：正中联合、颏孔区、下颌角以及髁突颈部的位置。

◆ 学生分小组观察颞下颌关节的结构。关节窝、髁突、关节盘、关节腔及关节韧带，熟悉其临床意义。

汇报结果

每小组派学生代表汇报观察结果，并能在尸体标本和模型上准确指出上述位置。

教师总结

教师总结小组的观察结果并公布正确答案，加深同学对上述解剖标志的记忆。

学生绘图，完成作业

学生根据观察讨论结果，结合相关图谱或图片，描绘上颌骨、下颌骨和颞下颌关节的形态、组成，并在图上正确标示出相关解剖标志。

◆ 链 接

下牙槽神经阻滞麻醉

下颌支内面其中央稍偏后上方处有一椭圆形孔称下颌孔，该孔呈漏斗形，其口朝向后上方。下颌孔周围的关系较为复杂，前方有锐薄的下颌小舌，后上方有下颌神经沟，下牙槽神经、血管由此沟进入下颌孔。下颌神经沟位于约相当于下颌磨牙𬌗平面上方约1cm处，因此，口内法行下牙槽神经阻滞麻醉时，为了使针尖避开下颌小舌的阻挡，接近下牙槽神经，针尖应在下颌孔上方约1cm处注入麻药以麻醉该神经。

考点提示

上颌骨解剖标志包括：眶下缘、眶下孔、眶下管、眶下沟、牙槽突、尖牙窝、颧牙槽嵴、上颌结节、后上牙槽孔、鼻道、上颌窦裂孔、翼腭管、腭大孔、鼻腭孔、鼻腭管。

下颌骨解剖标志包括：颏孔、外斜线、上下颏棘、内斜线、下颌舌骨线、舌下腺窝、下颌下腺窝、牙槽缘、下颌下缘、喙突、髁状突、乙状切嵴、下颌孔、下颌小舌、下颌隆突、翼肌粗隆、咬肌粗隆、下颌管、下颌角。

思 考 题

1. 下列突起中，哪个不属于上颌骨的突起（ ）
   A. 额突　　　　B. 颧突　　　　C. 腭突　　　　D. 髁突
   E. 牙槽突

正确答案：D

答案解析：本知识点考查上颌骨解剖形态特点。髁突为下颌骨解剖结构，其余四项均为上颌骨突起。

2. 距离上颌窦下壁最近的牙根是（ ）
   A. 上颌第二磨牙牙根　　　　B. 上颌第一磨牙牙根
   C. 上颌第二前磨牙牙根　　　D. 上颌第三磨牙牙根
   E. 下颌第一磨牙牙根

正确答案：B

答案解析：上颌窦位于上颌骨的内部，是鼻窦中唯一与牙根有密切关系者。其下壁由前向后盖过上颌第二前磨牙至上颌第三磨牙的根尖，与上述根尖之间隔以较厚或较薄的骨质，或无骨质仅附以黏膜，其中以上颌第一磨牙根尖距上颌窦下壁最近。因此，B选项正确。

3. 下列哪个解剖结构位于下颌骨的外面（ ）
   A. 上、下颏棘　　　　B. 二腹肌窝
   C. 下颌舌骨肌线　　　D. 颏结节
   E. 下颌小舌

正确答案：D

答案解析：颏结节属于下颌骨外侧面解剖结构，其他解剖结构均位于下颌骨内侧面。

4. 下列有关颏孔的描述，哪项是错误的(　　)

   A. 位于下颌体外面

   B. 位于下颌骨上下缘中点略偏下

   C. 有颏神经血管通过

   D. 位于相当于下颌第二前磨牙的下方或第一、第二前磨牙的下方

   E. 是下颌骨薄弱部位之一

正确答案：B

答案解析：基本知识点。颏孔位于下颌体外面，相当于下颌第二前磨牙的下方或第一、第二前磨牙的下方，下颌骨上下缘中点略偏上的位置。

5. 有关颞下颌关节的描述，哪项是错误的（　　）

   A. 下颌窝比髁状突大　　　　　　B. 关节囊较松弛

   C. 关节盘后带最厚　　　　　　　D. 下颌窝与颅中窝间仅隔薄层骨板

   E. 关节盘前带最薄

正确答案：E

答案解析：本题主要考查颞下颌关节的组成与特点。关节盘由前带、中间带和后带三部分组成，其中中间带最薄，厚度约为1mm。

实训六

口腔颌面部肌肉、血管、神经标本与模型观察

任务引领

通过系统解剖的学习,同学们对颌面部肌肉、神经、血管等组织结构特点已经有了初步了解,然而各种组织之间有着错综复杂的位置关系。熟练掌握这些解剖结构,对于能否成为合格的、优秀的口腔颌面外科医师非常重要。通过对标本和模型的仔细观察,同学们能更牢固地掌握口腔颌面部肌肉的起止点、排列走向,颌面部血管的分支、走向及血液供应特点,神经的分支分布等,有利于在将来的临床工作中更加得心应手。

知识要点

(1) 颌面部肌肉分为咀嚼肌与表情肌两类。与口腔相关的主要表情肌有口周围肌上群、口周围肌下群、口轮匝肌和颊肌。狭义咀嚼肌是指咬肌、颞肌、翼内肌、翼外肌。咬肌起自颧骨和颧弓下缘,向后下方走行止于下颌角及下颌升支外侧面,粗大有力,主要作用是提下颌骨向上。颞肌呈扇形,起自颞窝与颞深筋膜深面,向下聚拢通过颧弓深面止于喙突及下颌支的前缘至第三磨牙处,主要作用是提下颌骨向上并微向后方。翼内肌有深、浅两头,深头起自翼突外板的内面,浅头起自腭骨锥突和上颌结节,走行方向与咬肌走行方向相似,止于下颌支与下颌角内侧面,收缩时提下颌骨向上,并参与下颌侧向运动。翼外肌位于颞下窝,呈水平方向,有上下两头,上头起自蝶骨大翼的颞下面与颞下嵴,下头较大,起自翼外板的外面,分别止于颞下颌关节囊前方、关节盘及髁突颈部,主要作用是牵引下颌前伸与侧向运动。

(2) 颌面部血液供应主要来自颈外动脉,其发自于颈总动脉,共有8个分支,依次为咽升动脉、甲状腺上动脉、舌动脉、面动脉(颌外动脉)、上颌动脉、枕动脉、耳后动脉和颞浅动脉。主要观察内容如下。舌动脉平舌骨大角水平分出,向内上走行,分布于舌、口底和牙龈,其终末支在舌体内形成动脉网使舌供血丰富。面动脉在舌动脉稍上方自颈外动脉分出,行向前内上方,穿下颌下腺鞘到达腺体上缘后,于下颌骨下缘急转向外,由咬肌前缘向内前方走行,至眼内眦部更名为内眦动脉;供应颏部、唇部、颊部、鼻外侧等部位血液,相当咬肌前缘处可扪及搏动,其特点为面部行程弯曲以适应面颊部的皮肤活动。上颌动脉位于面侧深区,为颈外动脉的终末支之一,于下颌骨髁突颈部的后内方起自颈外动脉,向前内方走行至翼腭窝,分布于上、下颌骨和咀嚼肌;其主要分支有脑膜中动脉、下牙槽动脉、上牙槽后动脉、眶下动脉及腭降动脉;上颌动脉为供应口腔颌面部的主要动脉,分支多,位置深,血供丰富。颞浅动脉为颈外动脉的另一终支,在腮腺深面有颈外动脉发出,经外耳道软骨前上方向上走行供应额部及颅顶部软组织。颞浅动脉表浅且解剖位置恒定,并有静脉伴行,故临床常用于测脉、止血、皮瓣受区吻合及逆行插管介入治疗等。

(3) 口腔颌面部神经主要包括司感觉功能的三叉神经和司运动功能的面神经，分别为第Ⅴ、Ⅶ对脑神经。三叉神经由半月神经节分出三大分支，即眼神经、上颌神经和下颌神经，以眼裂、口裂为界。口腔的感觉主要由上颌神经和下颌神经支配。上颌神经为感觉神经，由圆孔出颅达翼腭窝上部，经眶下裂入眶，出眶下孔达面部。上颌神经到口腔的分支包括蝶腭神经、上牙槽后神经、上牙槽中神经和上牙槽前神经，分布于上颌牙槽骨、牙龈、牙周膜及上颌窦黏膜。下颌神经为混合神经，自卵圆孔出颅分为前、后两干，前干中唯一的感觉神经为颊神经，经下颌支前缘向前下走行，分布于下颌 5-8 的颊侧牙龈及颊部的黏膜与皮肤。后干主要为 3 条神经，即耳颞神经分布于颞下颌关节，腮腺、颞区及耳郭前皮肤；舌神经走行于下牙槽神经前内侧，含有面神经鼓索神经纤维，主要分布于同侧舌侧牙龈，舌前 2/3 及口底黏膜与舌下腺；下牙槽神经为混合性神经，在翼下颌间隙内下行，于舌神经后外侧约 1cm 处经下颌孔进入下颌管，分布于 1-8 牙周膜和牙槽骨。其分支出颏孔后称为颏神经，分布于 1-4 的唇颊侧牙龈及下唇黏膜。面神经是一个混合神经，在腮腺内，面神经总干一般分为上、下两支，上支为颞面干，下支为颈面干，穿出腮腺分为 5 支，分别为颞支、颧支、颊支、下颌缘支和颈支，在颊支和颧支之间通常有交通支。临床上腮腺区肿物切除一般行面神经解剖术后全面切除腮腺，以预防复发。

◆ 技术操作

一、学习要点

(1) 掌握面部主要表情肌、咀嚼肌的位置及起止点。
(2) 掌握颈外动脉的走行、分支及分布。
(3) 掌握上、下颌神经的走行与分布及其临床意义。

二、操作规程

（一）简易流程

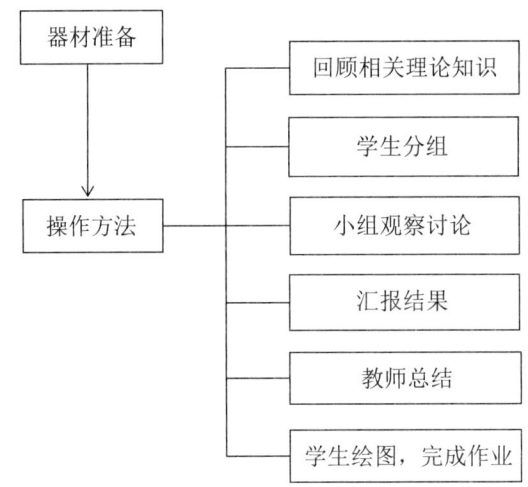

（二）分步流程

器材准备

- 表情肌、咀嚼肌、颈外动脉、上颌神经、下颌神经的尸体标本和模型。
- 相关图谱或照片。
- 铅笔、绘图纸、橡皮等。

操作方法

回顾相关理论知识

教师和学生共同回顾表情肌、咀嚼肌、颈外动脉、上颌神经、下颌神经的位置及走行，教师提出问题请学生回答。

问题：找出尸体标本和模型中的表情肌、咀嚼肌、颈外动脉八大分支以及上、下颌神经的走行与分布。

学生分组

教师将学生分组，每4~6人为一小组。学生以小组为单位，按照教师指引观察尸体标本和模型，小组讨论，准备笔、纸张记录观察和讨论结果。

小组观察讨论

◆ 学生分小组观察表情肌、咀嚼肌的起止点,理解其临床意义:观察表情肌模型,口周围肌上群的笑肌、颧大肌、颧小肌、提上唇肌、提上唇鼻翼肌;口周围肌下群的降口角肌、降下唇肌、颏肌;颊肌、口轮匝肌的位置。观察咀嚼肌模型,颞肌、咬肌、翼内肌、翼外肌。

◆ 学生分小组观察颈外动脉的分支及其走行与分布,理解其临床意义:咽升动脉、甲状腺上动脉、舌动脉、面动脉(颌外动脉)、上颌动脉、枕动脉、耳后动脉和颞浅动脉。

◆ 学生分小组观察上、下颌神经及其走行与分布:上颌神经到口腔的分支,蝶腭神经、上牙槽后神经、上牙槽中神经和上牙槽前神经;下颌神经到口腔的分支,前干中观察颊神经,后干中观察耳颞神经、下牙槽神经、舌神经。

汇报结果

各小组派学生代表汇报观察结果,并能在尸体标本和模型上准确指出上述位置。

教师总结

教师总结小组的观察结果并公布正确答案,加深同学对上述解剖标志的记忆。

学生绘图,完成作业

学生根据观察讨论结果,结合相关图谱或图片,描绘表情肌,咀嚼肌,颈外动脉,上、下颌神经的位置和走行并在图上正确标示出相关解剖标志。

◆ 链 接

三叉神经痛

三叉神经痛是最常见的脑神经疾病,以一侧面部三叉神经分布区内反复发作的阵发性剧烈疼痛为主要表现。国内统计的发病率为52.2/10万,多发生于中老年人,女性略多于男性,发病率可随年龄而增长。该病的特点:在头面部三叉神经分布区域内,骤发、骤停,表现为闪电样、刀割、针刺、烧灼或电击样难以忍受的剧烈性疼痛。疼痛历时数秒或数分钟,呈周期性发作。三叉神经痛的病因及发病机制,至今尚无明确的定论,各学说均无法解释其临床症状。目前为大家所支持的是三叉神经微血管压迫导致神经脱髓鞘学说及癫痫样神经痛学说。疼痛部位：右侧多于左侧，疼痛由面部、口腔或下颌的某一点开始，扩散到三叉神经某一支或多支，以第二支、第三支发病最为常见，第一支发病者少见。其疼痛范围绝对不超越面部中线，也不超过三叉神经分布区域。偶尔有双侧三叉神经痛者，约占3%。

考点提示

1. **上颌神经在口腔内的分布**

（1）鼻腭神经：上颌1－1的牙髓和上颌3－3的腭侧黏骨膜及牙龈。

（2）腭前神经：上颌双侧8－3的腭侧黏骨膜及牙龈。

（3）上牙槽后神经：上颌双侧7－8的牙髓，及双侧6的腭及远中颊根髓、牙周膜、牙槽骨、颊侧牙龈。

（4）上牙槽中神经：上颌双侧4－5的牙髓及双侧6的近中颊根、牙周膜、牙槽骨、颊侧牙龈。

（5）上牙槽前神经：上颌双侧1－3的牙髓及其牙周膜、牙槽骨、唇侧牙龈。

2. **下颌神经在口腔内的分布**

（1）颊神经：下颌双侧5－8的颊侧牙龈、颊部的皮肤和黏膜。

（2）舌神经：下颌双侧1－8的舌侧牙龈、口底及舌前2/3的黏膜、舌下腺和下颌下腺。

（3）下牙槽神经：下颌双侧1－8的牙髓及其牙周膜、牙槽骨。

（4）颏神经：下颌双侧1－4的唇颊侧牙龈与下唇黏膜、皮肤及颏部皮肤。

思考题

1. 损伤后引起眼睑不能闭合的是（　　）

　　A. 面部神经颞肌　　　　　　B. 颧支

　　C. 颊神经　　　　　　　　　D. 下颌缘支

　　E. 颈支

正确答案：B

答案解析：面部神经颧支，分布于眼轮匝肌、颧肌和提上唇肌。颧支损伤后眼睑不能闭合。

2. 三叉神经的三条分支中属混合性神经的是（　　）

  A. 眼神经   B. 下颌神经

  C. 上颌神经   D. 眼神经和下颌神经

  E. 上颌神经和下颌神经

正确答案：B

答案解析：下颌神经为混合性神经，是三叉神经中最大的分支。经卵圆孔出颅。

3. 颞部外伤出血进行压迫止血有效的部位是（　　）

  A. 耳屏前区   B. 颈动脉三角区

  C. 颌外动脉走行区   D. 下颌角区

  E. 咬肌前缘

正确答案：A

答案解析：此题主要考查的是颞浅动脉在耳屏前区可摸到搏动，因此可以压迫止血。

4. 下列关于翼外肌的叙述，哪一项正确（　　）

  A. 翼外肌位于翼腭窝

  B. 翼外肌分为上、下两头，上头起自翼外板的外面

  C. 由于翼外肌肌纤维的方向，当髁状突颈部骨折时，常牵拉髁状突向前内方移位

  D. 当左侧翼外肌出现病变，则向左偏颌时患者自觉疼痛剧烈

  E. 翼外肌的肌纤维斜向后下止于翼肌粗隆

正确答案：C

答案解析：翼外肌在颞下窝内，翼外肌有上、下两头，上头起于蝶骨大翼的颞下面和颞下嵴；下头起于翼外板的外侧面，纤维行向后外，止于髁突颈部的关节翼肌窝、关节囊和关节盘。

5. 下列属于口周围肌下组的是（　　）

  A. 笑肌   B. 降口角肌

  C. 颧大肌   D. 提上唇肌

  E. 提口角肌

正确答案：B

答案解析：笑肌、颧大肌、提上唇肌、提口角肌为口周围肌上组。

实训七

口腔颌面部表面解剖标志观察

任务引领

在口腔颌面外科手术中，作为口腔临床医师必须熟练掌握口腔颌面各部解剖结构层次、特点及错综复杂的位置关系。现在人们对美观的要求越来越高，颌面部外伤及肿瘤性疾病等手术的切口设计及精准操作不仅影响口腔颌面部器官的功能，更直接影响患者的面部美观，进而影响患者的心理健康、社交和自信心。因此，掌握好口腔颌面部分区及其表面解剖标志极其重要，这有助于口腔医师更好地进行医患交流、提高手术的准确性、有效避免医疗纠纷。同学们应重视此部分内容的学习和应用，为今后的工作奠定基础。

知识要点

1. 颌面部的分区 额区、颞区、眶区、鼻区、唇区、颏区、眶下区、颧区、颊区、腮腺咬肌区及面侧深区（图7-1）。

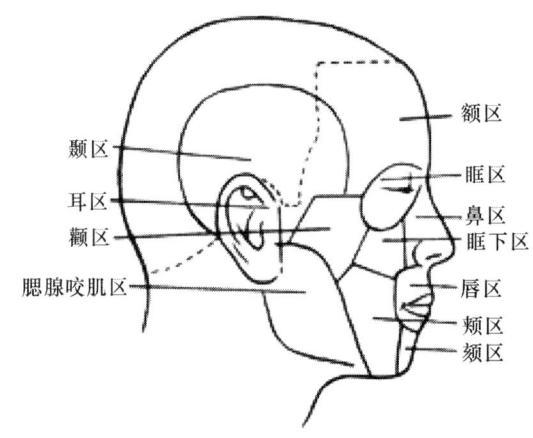

图7-1 颌面部的分区

2. 颌面局部表面标志 睑裂、内眦、外眦、鼻根、鼻尖、鼻背、鼻底、鼻孔、鼻小柱、鼻翼、鼻面沟、唇面沟、鼻唇沟、口角、口裂、唇红、唇弓、唇珠、唇峰、人中、人中嵴、人中点、颏唇沟和耳屏。

3. 口腔局部表面标志 口腔前庭沟、唇系带、颊系带、腮腺导管乳头、颊脂垫尖、翼下颌皱襞、磨牙后三角、磨牙后垫、牙列、腭、硬腭、腭皱襞、腭中缝、切牙乳头、上颌硬区、腭大孔、软腭、腭小凹、腭舌弓、腭咽弓、悬雍垂、舌、舌背、舌腹、舌乳头（4种）、舌系带、伞襞、舌下皱襞、舌下肉阜。

◆ 技术操作

一、学习要点

(1) 通过活体观察，掌握颌面部分区、口腔颌面部表面标志并了解其临床意义。

(2) 了解口腔检查过程中的基本操作。

二、操作规程

(一) 简易流程

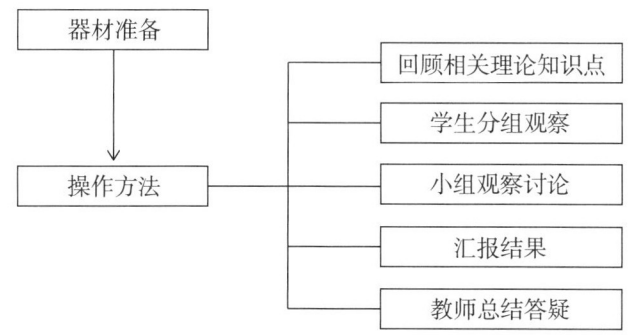

(二) 分步流程

器材准备

眉笔、消毒好的口镜、镊子、探针或一次性口腔器械盒、帽子、口罩。

操作方法

回顾相关理论知识点

教师和学生共同回顾口腔颌面部的分区、颌面局部及口腔局部浅表标志，教师提出问题请学生回答。

问题：口腔颌面部分区？颌面及口腔局部的浅表标志及临床意义？

学生分组观察

三人一组：检查者、助手、被检查者。三人轮换进行实验观察。

小组观察讨论

◆ 口腔颌面部的分区。用眉笔在被检查者口腔颌面部画出其分区。三人依次反复确认每个分区的部位与名称。

◆ 口腔颌面部的分区。检查者分别指出睑裂、内眦、外眦、鼻根、鼻尖、鼻背、鼻底、鼻孔、鼻小柱、鼻翼、鼻面沟、唇面沟、鼻唇沟、口角、口裂、唇红、唇弓、唇珠、唇峰、人中、人中嵴、人中点、颏唇沟和耳屏。

◆ 口腔局部表面解剖。检查者分别指出口腔前庭沟、唇系带、颊系带、腮腺导管乳头、颊脂垫尖、翼下颌皱襞、磨牙后三角、磨牙后垫、牙列、腭、硬腭、腭皱襞、腭中缝、切牙乳头、上颌硬区、腭大孔、软腭、腭小凹、腭舌弓、腭咽弓、悬雍垂、舌、舌背、舌腹、舌乳头（4种）、舌系带、伞襞、舌下皱襞、舌下肉阜。

| 汇报结果 |

抽查学生汇报观察结果，准确指认上述分区及表面标志。

| 教师总结答疑 |

教师总结、反馈、加深学生对上述表面标志的记忆，并对同学提出的疑问进行有针对性的解答，确保同学们学会弄懂。

三、注意事项

（1）检查时注意手法轻柔，避免给被检查者带来不必要的痛苦。检查的顺序应由口外到口内，从上到下，从前向后，左右对照检查，避免遗漏。

（2）口内检查时，要戴手套。注意左手持口镜，右手持镊子或探针。检查时右手中指或环指做支点，防止被检查者受伤，培养自己的爱伤意识。

（3）由于黏膜、皮肤等组织易受伤，在使用探针或镊子时，请不要摘除工作端的一次性保护套。更换器械时，注意将器械放置在指定区域，培养无菌意识。

◆ 链　接

---"三停五眼"---

我国古代画论中常用"三停五眼"来描述面部标准比例，这一精辟的概括沿用至今仍不失其参考和使用价值。

三停：系指面部长度的比例。沿眉间点、鼻下点作水平线，可将面部分成水平三等分（图7-2）。发际至眉间点为面上1/3，眉间点至鼻下点为面中1/3，鼻下点至颏下点为面下1/3，称为"三停"。

五眼：系指面部正面宽度的比例。沿两眼内外眦作垂线，可将面部在眼裂水平分为五等份，每一等份的宽度与一个睑裂的宽度相等，即两眼内眦间距、两睑裂宽度和左右外眦至耳轮间距相等（图7-2），称为"五眼"。

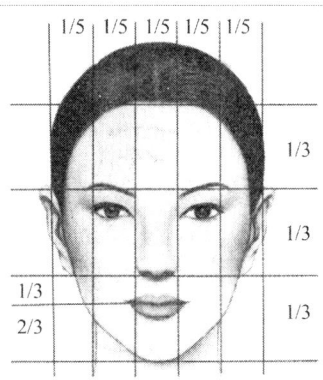

图7-2 三停五眼（引用人民卫生出版社第7版《口腔解剖生理学》）

考点提示

（1）腮腺导管乳头位于平对上颌第二磨牙牙冠的颊黏膜上，腮腺导管开口于此。做腮腺造影或腮腺导管内注射治疗时，须找到此导管口。

（2）翼下颌皱襞为延深于上颌结节后内侧与磨牙后垫后方之间的黏膜皱襞，其深面为翼下颌韧带所衬托。该皱襞是下牙槽神经阻滞麻醉的重要标志，也是翼下颌间隙及咽旁间隙口内切口的有关标志。

思考题

1. 腭大孔的表面标志为（ ）

　A. 上颌第三磨牙腭侧龈缘至腭中缝连线的中、外1/3交点上

　B. 上颌第三磨牙腭侧龈缘至腭中缝连线的中点上

　C. 上颌第一磨牙腭侧龈缘至腭中缝连线的中、外1/3交点上

　D. 上颌第一磨牙腭侧龈缘至腭中缝连线的中点上

　E. 上颌第二磨牙腭侧龈缘至腭中缝连线的中点上

正确答案：A

答案解析：基础知识，上颌第三磨牙腭侧龈缘至腭中缝连线的中、外1/3交点上。

2. 口腔的表面解剖标志，不包括（ ）

A. 上、下唇系带　　　　　　　　　　B. 颊系带

C. 腮腺导管口　　　　　　　　　　　D. 翼下颌韧带

E. 磨牙后区

正确答案：D

答案解析：翼下颌韧带与翼下颌皱襞不要混淆。

3. 下列有关前庭沟的描述哪一项是错误的（　　）

A. 又称唇颊龈沟　　　　　　　　　　B. 为唇颊黏膜移行于牙槽黏膜的沟槽

C. 为口腔前庭的上下界　　　　　　　D. 前庭沟黏膜下组织致密

E. 口腔局部浸润麻醉常在此处穿刺

正确答案：D

答案解析：基础知识，前庭沟的结构特点。

4. 腮腺导管开口于（　　）

A. 平对上颌第二磨牙牙冠的颊黏膜上　　B. 平对上颌第一磨牙牙冠的颊黏膜上

C. 平对上颌第三磨牙牙冠的颊黏膜上　　D. 平对上颌第二双尖牙牙冠的颊黏膜上

E. 平对上颌第一双尖牙牙冠的颊黏膜上

正确答案：A

答案解析：基础知识，在平对上颌第二磨牙牙冠的颊黏膜上，腮腺导管开口于此。

5. 磨牙后三角位于（　　）

A. 上颌第三磨牙后方　　　　　　　　B. 上颌第三磨牙颊侧

C. 上颌第三磨牙腭侧　　　　　　　　D. 下颌第三磨牙后方

E. 下颌第三磨牙颊侧

正确答案：D

答案解析：基础知识，磨牙后三角位于下颌第三磨牙后方。

党的二十大精神进教材提纲挈领

习近平总书记在党的二十大报告中指出："教育、科技、人才是全面建设社会主义现代化国家的基础性、战略性支撑。"这充分说明教育、科技、人才对于发展的重要性。

口腔解剖生理学是口腔医学技术专业的一门基础课程。它是以研究口腔、颅、面、颈部各部位的正常形态结构、功能活动规律及其临床应用为主要内容的学科。学习时必须做到理论结合实际、基础联系临床，将学与用结合起来。本书是实验实训规划教材，作为口腔解剖生理学实验操作指导用书，坚持以学习宣传和贯彻落实党的二十大精神为主线，围绕中心、服务大局，弘扬主旋律、凝聚正能量，以高质量工作成效推进教育事业高质量发展。

本教材在建设过程中坚持以立德树人为根本任务，注重学思结合、知行统一，致力增强学生的创新探索精神，提升学生解决问题的实践操作技能水平。

课程思政教学案例

序号	实验项目	案例	思政建设目标
1	实训一 牙体形态观察与测量	拔错牙事件	阐述该课程与口腔临床学科的联系，以培养学生对专业的热爱，引导学生规划职业生涯，增强学生的职业荣誉感和使命感
2	实训二 标准三倍大石膏牙雕刻	微笑露龈	通过临床病例分析，明确牙体形态在临床操作中的重要性，时刻为患者着想，更好地为患者服务
3	实训三 标准一倍蜡牙冠雕刻	医患纠纷事件	课程结合临床案例的分析讲解，使学生明辨医者仁心仁术的道理，对患者抱有同理心，培养学生良好的职业道德
4	实训四 髓腔形态观察	根管治疗时断针	挖掘口腔医学职业精神的内涵，使学生将知识转化为内在素养，形成职业价值观、职业道德感和职业责任心
5	实训五 上、下颌骨及颞下颌关节标本与模型观察	局部和整体的关系	对颞下颌关节知识进行拓展，结合形态与功能，透过事物的现象抓住事物的本质，找到事物内在的必然联系
6	实训六 口腔颌面部肌肉、血管、神经标本与模型观察	面部出血止血	通过外伤病例，引导学生在遇到紧急状况时积极施救、冷静处理，做具有仁爱之心、全心全意为患者服务的当代医学人
7	实训七 口腔颌面部表面解剖标志观察	女子美容不成遭毁容	教师应注重增强医学生的职业道德感，教会学生把人民群众的健康利益放在首位，树立正确的人生观和价值观